PROYECTO GESTION DE LA UNIDAD DE GESTIÓN CLÍNICA

INTERCENTROS DE OFTALMOLOGÍA DEL AGS DEL CAMPO DE GIBRALTAR

Miguel López De Cobos

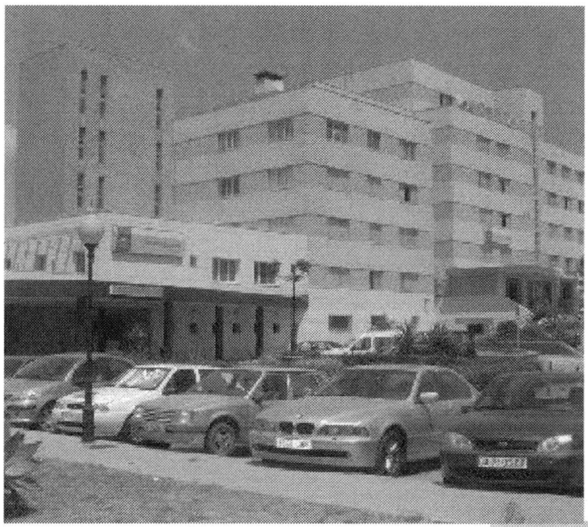

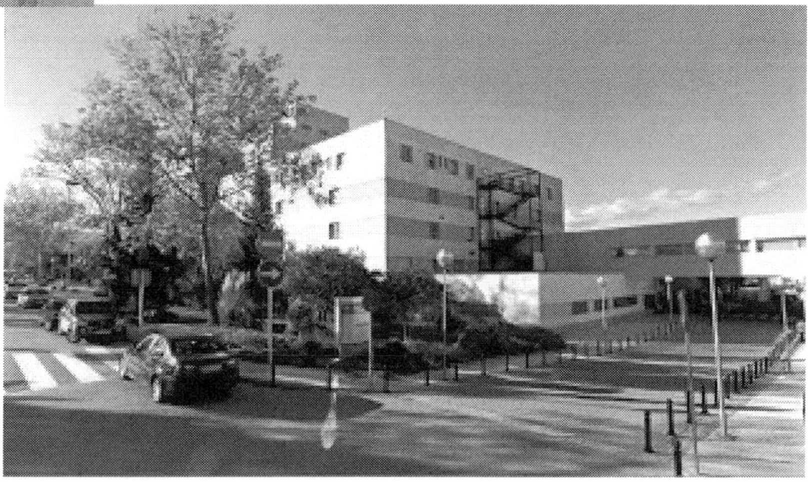

2014

Índice

Introducción

Se define **Gestión Clínica**, como la estrategia de mejora que permite sistematizar y ordenar los procesos de atención sanitaria de forma adecuada y eficiente, sustentados en la mejor evidencia científica del momento y con la participación de los profesionales en dicha gestión para la toma de decisiones en torno al paciente.

Se configura como un modelo organizativo centrado en la persona, basada en una red de espacios organizativos de ámbito multiprofesional, que permite dotar a los profesionales de mayor autonomía organizativa y responsabilidad en la gestión de los recursos.

El objetivo fundamental de la Gestión Clínica se centra en prestar una atención sanitaria integral y de alta calidad, en espacios compartidos que cuentan con la participación efectiva de los ciudadanos y en los que los profesionales sanitarios se integran en equipos multidisciplinares, en el seno de uno o varios centros asistenciales, enlazando las necesidades de salud de la ciudadanía y las expectativas legítimas de los profesionales.

El modelo de Gestión Clínica permite adaptar los centros sanitarios a los cambios que se vienen produciendo en los últimos años, entre los que se encuentran:

—La ampliación de la cartera de servicios.

—La incorporación de nuevas categorías profesionales.

—La descentralización de medios diagnósticos y tecnológicos.

—Establecer un plan de formación personalizado para los profesionales que trabajen en esa unidad.

—Promover la participación efectiva de los ciudadanos.

La **Unidad de Gestión Clínica**, es la estructura organizativa en la que se materializa la Gestión Clínica en todos los centros sanitarios del Sistema Sanitario Público de Andalucía.

Es el entorno donde el equipo multidisciplinar, aborda de manera integrada actuaciones de prevención, promoción de la salud, asistencia, cuidados y rehabilitación a la persona y familia, poniendo el énfasis en la efectividad de la práctica clínica, el fomento del liderazgo clínico, la incorporación de la opinión de la ciudadanía, la eficiencia en la utilización de recursos, la transparencia, el impulso de la docencia, la investigación y el desarrollo de procesos asistenciales integrados.

En las Unidades de Gestión Clínica la actividad se desarrolla de acuerdo a diferentes objetivos, entre los que destacan:

—Fomentar la implicación de los profesionales sanitarios en la gestión de los centros.

—Reforzar la continuidad asistencial.

—Mejorar la organización del trabajo.

—Elevar la satisfacción del paciente.

Para alcanzar sus objetivos la dirección de la Unidad de Gestión Clínica debe ejercer cinco funciones:

1. **Planificar**: determinar los objetivos de la organización y los servicios que presta y establecer un conjunto coordinado de operaciones dirigidas al logro de los objetivos.

2. **Organizar**: ajustar personas, tareas y recursos a través de una estructura organizativa formal, con diferenciación vertical y horizontal, de tal modo, que se puedan realizar de modo eficaz y eficiente las operaciones dirigidas al logro de los objetivos y a la prestación de los servicios.

3. **Dirigir**: asegurar el estímulo y los esfuerzos necesarios para la realización del trabajo. Dirigir implica influir, dar instrucciones y órdenes, supervisar, liderar, motivar, comunicarse.

4. **Coordinar**: asegurar la sincronización de las actividades requeridas para el logro de los objetivos y la realización del trabajo. Cuanto mayor es la diferenciación de las actividades y la especialización de los trabajos dentro de la organización, y al mismo tiempo mayor la interdependencia, más complicada y necesaria es la función de coordinación.

5. **Controlar**: regular la ejecución de las actividades de acuerdo con lo que estaba previsto en la fase de planificación, estableciendo indicadores y normas, evaluando y reajustando la ejecución.

Visión, misión y valores de la unidad de gestión clínica

Visión

La visión de la Unidad de Gestión Clínica será la de aspirar a la excelencia en todos los ámbitos de competencia de la especialidad, tanto asistencial, como de docencia y formación, y de investigación. Estará basada en el mejor conocimiento científico disponible.

Tendrá en cuenta:

—La eficiencia en la utilización de los recursos.

—Las expectativas del ciudadano acerca de la accesibilidad a los servicios sanitarios.

—La continuidad asistencial.

—El respeto a los principios de beneficio y autonomía del paciente.

—La promoción de una investigación científica adecuada a su nivel.

Misión:

Desarrollar todas las competencias asistenciales propias de la Oftalmología, que incluye la asistencia clínica, la quirúrgica y todos los cuidados necesarios para promocionar la salud visual al paciente tanto médico, como quirúrgico, y en cualquier circunstancia (urgencias, consultas externas, quirófano etc.).

Además, la docencia y formación de especialistas propios y de otras especialidades en el ámbito de sus competencias.

Por último, la investigación en todo lo que puede representar de interés en el marco de las competencias de la especialidad y de otras en las parcelas con interés común.

Valores:

Los valores de la Unidad de Gestión Clínica de Oftalmología, estarán siempre acordes con los del SAS y del Hospital. Podrían resumirse en los siguientes aspectos:

De carácter asistencial:

—Mantener e incrementar la calidad del sistema sanitario.

De Gestión:

—Mejorar la accesibilidad a la cartera de servicios de la UGC y la continuidad asistencial.

—Fomentar la participación en la gestión, el trabajo en equipo, la profesionalidad, la responsabilidad y la eficacia/eficiencia.

—Compromiso con los objetivos del hospital y del Sistema Sanitario Público fomentando el sentido de pertenencia al grupo y reconociendo los éxitos individuales y colectivos.

—El uso adecuado de los recursos y la innovación tecnológica sin comprometer las necesidades individuales de ningún paciente, los miembros de la UGC promoveremos unos cuidados basados en el uso juicioso y costo efectivo de unos recursos clínicos que son limitados. Este uso debe estar basado en guías de práctica clínica, evitando escrupulosamente las pruebas superfluas.

—El liderazgo clínico responsable.

De carácter docente

—La actitud docente entre los miembros del Servicio y con los profesionales más jóvenes y estudiantes.

De Investigación e Innovación

—La vinculación con la investigación como medio para lograr una asistencia de excelencia.

—Los profesionales de la UGC están comprometidos a trabajar con un nivel científico apropiado, a promover la investigación, a crear nuevos conocimientos y asegurar su uso apropiado. Los profesionales serán responsables de la integridad de este conocimiento, que debe basarse en la evidencia científica y en la experiencia clínica.

De protección y participación ciudadana

—Respetar las creencias y decisiones de la persona enferma y sus allegados.

—Información completa y honesta a los pacientes, teniendo poder para decidir sobre la estrategia terapéutica empleada.

Plan de gestión

Gestionar implica analizar, planificar, organizar, dirigir y controlar. Para que un Servicio funcione como una Unidad de Gestión Clínica debe posicionarse competitivamente y realizar un estudio de mercado para:

—Identificar los clientes potenciales, sus intereses, necesidades y expectativas.

—Definir sus productos y sus proveedores.

—Conocer su cuenta de resultados.

Analizaremos las fases necesarias para desarrollar un plan de gestión:

Análisis DAFO de la Unidad de Gestión Clínica

Análisis del entorno: Cartera de clientes, para identificar las características y necesidades de nuestros clientes potenciales, primarios y secundarios, así como para establecer una previsión de la demanda y estimar su evolución.

Análisis interno:

—Funciones de la Unidad de Gestión Clínica.

—Campo de acción.

—Cartera de servicios.

—Recursos humanos.

—Recursos estructurales y fungibles.

—Actividad asistencial.

—Actividad docente.

—Actividad en investigación.

Líneas estratégicas: para definir las medidas que cumplan con las expectativas de los ciudadanos, dentro del marco estratégico y la misión definidos por el Servicio Andaluz de Salud:

—Reorganización de los Recursos Humanos.

—Plan de mejora de la actividad y el rendimiento de los recursos de la Unidad.

—Reestructuración de la docencia.

—Gestión de la Investigación e innovación.

—Gestión del conocimiento.

—Evaluación y control de las Actividades.

—Establecimiento de un Plan de Calidad y de mejora continuada.

—Adecuación de la Prescripción de fármacos.

—Plan de participación ciudadana.

Análisis DAFO de la unidad de gestión clínica

—Análisis externo

Amenazas

De carácter económico:

—Política de contención de gastos entrando en conflicto con el incremento del coste de los avances tecnológicos.

De carácter social:

—Exigencia irreal del usuario de resultados, por un erróneo conocimiento de los mismos.

—Aumento de la población de más edad con un mayor consumo de recursos.

—Expectativas ilimitadas de los usuarios.

—Aumento de la demanda asistencial por incremento de las patologías con necesidad de procedimiento quirúrgico.

De carácter legal:

—La judicialización de la medicina.

Oportunidades:

—Nuevas estructuras de gestión.

—Plan de modernización del Área de Gestión Sanitaria con una mejoría ostensible de estructura e instalaciones, y posibilidad de cambios organizativos y de dinámica.

—Buena calidad y efectividad en los servicios de apoyo. Mejoría de medios diagnósticos.

Informatización de los Hospitales tanto en las Historias Clínicas como en la gestión de las citas de los pacientes, que permite una mayor coordinación intercentros.

—Existencia de procedimientos asistenciales estandarizados que optimizan la asistencia al paciente.

—Análisis interno

Debilidades

De carácter organizativo:

—Falta de coordinación entre médicos de los dos Hospitales de la UGC de Oftalmología.

—No definición clara del Organigrama de la UGC de Oftalmología.

—Ausencia de reuniones conjuntas de los miembros de la UGC de Oftalmología del Hospital Punta Europa y La Línea.

—No uso del DIRAYA en todas las consultas de oftalmología por todos profesionales.

—Informatización incompleta de las citas intracentros e intercentros de la UGC.

De carácter estructural

—Falta de proximidad espacial de las consultas de oftalmología de la UGC, con las dificultades de organización y coordinación que conlleva.

De carácter asistencial

—Escasa cultura sobre eficacia, efectividad y eficiencia lo que conlleva a:

No protocolos consensuados, o no seguimiento de los existentes

Desconocimiento de la implantación de procesos.

Desconocimiento del consumo generado con la actividad.

Deficiente registro de actividades realizadas.

—Ausencia de un Preceso de Acreditación de la UGC por parte de la Agencia de Calidad Sanitaria de Andalucía (ACSA).

Fortalezas

—Capacidad profesional altamente cualificada de los miembros de la Unidad de Gestión Clínica.

—Edad profesional de plena madurez para el 90% de los miembros de la Unidad de Gestión Clínica.

—Amplia capacidad de adaptación a situaciones nuevas.

—Reconocida calidad asistencial dentro y fuera del Hospital de los profesionales de la UGC.

Análisis del entorno - cartera de clientes

La actividad asistencial es un conjunto de relaciones que se rigen por principios de tipo cliente-proveedor (médico-paciente y médico-organización).

Los clientes de una Unidad de Gestión pueden clasificarse en:

Clientes primarios: son los ciudadanos que habitan en el Distrito del AGS del Campo de Gibraltar, así como la población perteneciente a otros Distritos en la medida en que hagan opción a la libre elección de facultativo especialista.

Clientes secundarios: son los que facilitan el acceso de nuestros clientes primarios a nuestra Unidad de Gestión, que pueden ser:

—Internos (facultativos de Urgencias, otros facultativos especialistas del propio Complejo Hospitalario).

—Externos (médicos de Atención Primaria, facultativos de hospitales de otra área sanitaria).

El concepto de cliente secundario puede extenderse a otro tipo de proveedores:

—Información clínica (servicios centrales).

—Cuidados (enfermería).

—Recursos y Organización (dirección).

Clientes terciarios: son todos aquellos que pueden beneficiarse de nuestra actividad en facetas asistenciales, docentes e investigadoras: la administración sanitaria, los familiares, los medios de comunicación, las asociaciones de vecinos, las sociedades científicas, las asociaciones de pacientes o los médicos residentes.

Nuestros clientes preferenciales (como principales proveedores de clientes) son los **médicos de Atención Primaria**.

El establecimiento de conexiones fluidas con Atención Primaria para dar respuesta ágil a sus necesidades debe ser un objetivo estratégico del Servicio.

Población y área de influencia

El **Campo de Gibraltar** es una comarca española de **294.855** habitantes (2011) perteneciente a la provincia de Cádiz. Los municipios que la componen son siete: Algeciras, Los Barrios, La Línea de la Concepción y San Roque, todos ellos situados en el arco que conforma la Bahía de Algeciras, además de Tarifa, principalmente orientada hacia el Océano Atlántico, y Castellar de la Frontera y Jimena de la Frontera, ambos en el interior de la comarca.

Se aprecia una gran concentración de población en las localidades situadas en el arco que forma la Bahía de Algeciras, lo que contrasta con el resto de la comarca, en el que existen zonas muy despobladas, especialmente en los municipios del interior inmersos en el Parque Natural de los Alcornocales.

Población del Campo de Gibraltar			
Municipio	Población 2011 (habitantes)	Densidad de población 2008 (hab/km²)	Incremento relativo de la población (1998-2008) (%)
Algeciras	117.810	1.369,88	+23,10
La Línea de la Concepción	64.240	2.470,77	+13,73
San Roque	38.653	404,66	+28,36
Los Barrios	27.977	86,20	+36,65
Tarifa	25.736	52,33	+27,32
Jimena de la Frontera	16.330	29,77	+15,44
Castellar de la Frontera	4.109	17,66	+28,05

Estructura sanitaria del ÁGS del Campo de Gibraltar

Los siete municipios de la comarca conforman el **Área de Gestión Sanitaria Campo de Gibraltar**, una de las nueve áreas del Servicio Andaluz de Salud definidas por la Consejería de Salud de la Junta de Andalucía. El objetivo de ésta es la gestión de la atención primaria y la gestión hospitalaria de la comarca a través de los diferentes centros sanitarios presentes en ella. Se incluyen dos hospitales, el Hospital Punta de Europa de Algeciras (que realiza la función de hospital comarcal y centro de hospitalización) y el Hospital La Línea de la Concepción (que realiza la función de centro de especialidades), además de dos centros de consultas externas situados en las mismas ciudades, cuatro centros de salud mental, diez centros de salud y 26 consultorios repartidos en cada núcleo de población.

Centros de hospitalización

Hospital Punta de Europa
Hospital Punta de Europa. Unidad de Cuidados Medios
Hospital La Línea

Centros de consultas externas

C.P.E. de Algeciras
C.P.E. de la Línea de la Concepción

Centros de salud mental

Hospital de Día de Salud Mental Campo de Gibraltar
Unidad de Hospitalización de Salud Mental Punta de Europa
Unidad de Salud Mental Comunitaria Algeciras
Unidad de Salud Mental Comunitaria La Línea
Unidad de Salud Mental Infanto-Juvenil Campo de Gibraltar

Distrito AGS Campo de Gibraltar: Zonas Básicas

—Los Barrios

Centros de Salud

- Los Barrios

Consultorios Locales

- Los Barrios Este
- Los Cortijillos
- Palmones

—La Línea de la Concepción

Centros de Salud

- La Línea Levante
- La Línea Poniente
- La Linea-Centro La Velada

—Algeciras

Centros de Salud

- Algeciras 'Camilo Menéndez Tolosa'
- Algeciras-Norte
- Algeciras-Sur 'Saladillo'

Consultorios Locales

- El Cobre
- La Bajadilla
- La Juliana
- Rinconcillo
- San García
- Tomasa Morales

Consultorios Auxiliares

- El Pelayo

—Jimena de la Frontera

Centros de Salud

- Jimena de la Frontera

Consultorios Locales

- Castellar de la Frontera
- San Martín del Tesorillo
- San Pablo de Buceite

Consultorios Auxiliares

- Almoraima
- Castillo de Castellar

—Tarifa

Centros de Salud

- Tarifa

Consultorios Locales

- Facinas
- Tahivilla

Consultorios Auxiliares

- Bolonia

—San Roque

Centros de Salud

- San Roque

Consultorios Locales

- Campamento
- Estación de San Roque
- Guadiaro
- Puente Mayorga
- San Enrique Guadiaro
- Taraguilla

Consultorios Auxiliares

- Guadarranque
- Torreguadiaro

Análisis Interno

—Funciones de la unidad de gestión clínica

El objetivo fundamental de la Gestión Clínica se centra en prestar una atención sanitaria integral y de alta calidad, en espacios compartidos que cuentan con la participación efectiva de los ciudadanos y en los que los profesionales sanitarios se integran en equipos multidisciplinares, en el seno de uno o varios centros asistenciales, enlazando las necesidades de salud de la ciudadanía y las expectativas legítimas de los profesionales. Para ello debe realizar las siguientes funciones:

De carácter asistencial

La función primordial de la Unidad de Gestión Clínica es prestar una atención sanitaria de calidad a la población asignada.

Proporcionar a los ciudadanos, en el ámbito de competencia de la Unidad de Gestión Clínica, de manera integrada y en continuidad, la protección de la salud y las actuaciones asistenciales individuales y colectivas propias de sus características y ámbito de actuación bajo la dirección de sus centros de referencia y en coordinación con el resto de dispositivos del sistema sanitario público de Andalucía, y más específicamente, la promoción y prevención de la salud, el diagnóstico y tratamiento de las enfermedades y los cuidados y rehabilitación necesarios.

De Gestión

Desarrollar los mecanismos de coordinación con las demás Unidades de Gestión Clínica del Sistema Sanitario Público de Andalucía con los que está relacionada con el fin de lograr una atención sanitaria integrada con criterios de continuidad y cohesión.

Desarrollar las actuaciones profesionales en el marco de la gestión por procesos y planes y estrategias de salud, incorporando a su práctica un modelo de mejora permanente y constante de la calidad y articulando la continuidad asistencial entre los diferentes niveles de asistencia con los que la Unidad de Gestión Clínica se relaciona.

Proponer e implantar, en su caso, las estrategias de gestión y organización que faciliten la formalización por parte del Director de la Unidad de Gestión Clínica del Acuerdo de Gestión así como la consecución de los objetivos previstos en el mismo.

Optimizar los recursos asistenciales y de salud pública asignados a través de un uso profesional adecuado y eficiente de los mismos.

De carácter docente

Como parte fundamental de su actividad asistencial y de manera inseparable de ésta, corresponde a la Unidad de Gestión Clínica, de acuerdo con los postulados establecidos en el Plan Integral de Formación de la Consejería de

Salud, llevar a cabo actividades docentes y formativas inherentes a los profesionales de la misma y en particular:

—La elaboración de un Plan específico de Formación de la Unidad de Gestión Clínica basado en las necesidades identificadas a través de la gestión por competencias de sus miembros, la formación continua de los profesionales y la transferencia del conocimiento a su práctica diaria.

—La formación postgraduada correspondiente a las diferentes categorías profesionales y Áreas de referencia del conocimiento en salud, de acuerdo con las normativas y convenios vigentes en cada momento en estas materias.

De Investigación e Innovación

Dentro del marco presupuestario establecido en su Acuerdo de Gestión y sin perjuicio de la posible disponibilidad de otros fondos y ayudas públicas, la Unidad de Gestión Clínica planificará y desarrollará actuaciones, programas y proyectos en las siguientes áreas:

—Investigación y otros ámbitos científicos de pública concurrencia relacionados con los fines de la Unidad de Gestión Clínica, en coordinación con el centro o centros a los que pertenezca y bajo la tutela de los organismos competentes en investigación de la Consejería de Salud.

—Innovación y desarrollo.

De carácter corporativo

Posibilitar y facilitar hasta su máximo nivel el Desarrollo Profesional de los miembros de la Unidad de Gestión Clínica en el seno de la misma en los términos previstos en las normas aplicables.

Incorporar a la gestión diaria de las actividades de la Unidad de Gestión Clínica la participación profesional a través de la intervención de los profesionales en la organización y funcionamiento de la Unidad de Gestión Clínica y las estructuras que la componen, cuidando especialmente la participación en la elaboración de la propuesta de objetivos anuales y su consecución, así como la transparencia en la evaluación de los resultados.

Trasladar a la Dirección Gerencia de sus centros sanitarios las aportaciones, criterios y valoraciones objetivables que pudieran ser incorporadas a su Acuerdo de Gestión, propiciando acciones de consenso.

Participar en los órganos colegiados de asesoramiento y gestión de los centros sanitarios, de los órganos directivos centrales del Servicio Andaluz de Salud y de la Consejería de Salud.

Participar en la elaboración del Contrato-Programa del centro sanitario en que se ubique.

De protección y participación ciudadana

Facilitar y favorecer el ejercicio efectivo de los derechos y garantías sanitarias de los ciudadanos a los que atiende.

Propiciar la participación directa, efectiva y real de los ciudadanos en la gestión de la Unidad de Gestión Clínica.

—Campo de acción

Los conocimientos y actividades de la Oftalmología pueden agruparse en áreas de:

Competencia exclusiva:

Todos aquellos conocimientos y actividades técnicas que son necesarios para el diagnóstico, tratamiento y rehabilitación de las enfermedades del aparato de la visión y que son utilizados exclusivamente por el oftalmólogo. Este apartado incluye la exploración y corrección de los defectos de refracción ocular.

Competencia compartida:

Se divide en parcelas de las ciencias básicas cuyo conocimiento resulta necesario para el diagnóstico y tratamiento de las enfermedades del aparato visual:

Fisiología-neurofisiología ocular

Anatomía patológica ocular.

Inmunología-bacteriología ocular.

Farmacología ocular.

Aspectos sociales de la Medicina relacionados con las enfermedades oculares Oftalmología preventiva. Prevención de la ceguera.

Principios elementales de la gestión en Oftalmología. Valoración de costes, optimización de recursos, utilización de controles de rendimiento y calidad.

Epidemiología oftalmológica. Incidencia y prevalencia de las enfermedades oculares.

—Cartera de servicios

La Unidad de Gestión Clínica de Oftalmología debe ofertar una Cartera de Servicios que dé respuesta a las necesidades sanitarias de la población, garantizando la accesibilidad, la equidad y la calidad en su utilización, de modo que satisfaga las expectativas de los clientes y se enmarque en las líneas estratégicas del Servicio Andaluz de Salud.

La Unidad de Gestión Clínica de Oftalmología desglosa en tres líneas de actividad la Cartera de Servicios:

Asistencial:

Conviene destacar las siguientes funciones:

—Ampliar la oferta asistencial para mejorar la eficiencia y calidad asistencial.

—Coordinar la Cartera de Servicios de todas las estructuras asistenciales del UGC de Oftalmología, para conseguir que cada paciente sea atendido "en el mejor lugar terapéutico".

—Coordinación con los facultativos de Atención Primaria, para conseguir acercar la Atención Especializada a los pacientes y mejorar la continuidad de las actuaciones que se realicen en los procesos incluidos en nuestra Cartera de Servicios.

—Potenciar las tareas de consultoría solicitadas desde otras especialidades.

—Atención a pacientes con diagnóstico no demorable.

Docente

—Docencia postgrado:

Formación MIR de la propia especialidad así como de todas aquellas que contemplen la rotación por Oftalmología en su programa de formación.

—Formación continuada

Investigación

Cartera de servicios por líneas de actividad

Cartera de Servicios Asistencial:

Subespecialidades: El proceso histórico que condujo a la constitución de la Oftalmología como una especialidad médico-quirúrgica diferenciada con respecto a la Medicina y la Cirugía General ha continuado operando dentro de la especialidad, produciendo áreas de conocimiento y de actividades específicas denominadas unidades, subespecialidades o secciones. Las unidades descritas en el R. dto. 127/84 son:

—Segmento anterior: Córnea, Cristalino. Úvea anterior, Glaucoma.

—Segmento posterior: Retina médica, Úvea posterior, Retina quirúrgica.

—Anejos oculares.

—Neurooftalmología y Estrabismo.

—Órbita, Sistema lagrimal y Oculoplástia.

—Oftalmología pediátrica.

Aunque desde que se definieron dichas parcelas, la evolución de los conocimientos, el desarrollo de los medios técnicos y las características particulares de cada Unidad de Gestión ha conducido a algunas variaciones en estas Unidades.

Actualmente la Cartera de Servicios en la UGC de Oftalmología del Campo de Gibraltar es la siguiente:

Unidad de Córnea, Superficie ocular y Polo anterior

Actividad clínica:

—Diagnóstico y tratamiento de las enfermedades de la córnea, conjuntiva y esclera anterior.

—Diagnóstico y tratamiento del "Ojo seco".

—Blefaritis crónicas y alteraciones de la superficie ocular.

—Métodos diagnósticos: Biomicroscopia anterior, Paquimetría, Queratometría, Topografía corneal, Tomografía óptica de coherencia.

Actividad quirúrgica:

—Queratoplastias lamelares y profundas.

—Pterigium.

—Trasplantes de membrana amniótica.

—Tumores conjuntivales.

—Microcirugía del segmento anterior.

Unidad de Glaucoma

Actividad clínica:

—Diagnóstico precoz de hipertensos oculares y glaucomatosos.

—Prevención del daño glaucomatoso.

—Métodos diagnósticos: Biomicroscopía posterior, Campimetría, Tonometría, Gonioscopia, Paquimetría, Retinografía, Tomografía óptica de coherencia.

—Aplicación de nuevos tratamientos farmacológicos y mediante láser.

Actividad quirúrgica:

—Trabeculoplastia con láser de Argón.

—Trabeculectomía.

—Control postoperatorio de cirugías mediante suturolisis láser Argón.

—Implante de válvula de Ahmed.

—Facotrabeculectomía (cirugía combinada catarata + glaucoma).

—Esclerectomía profunda no perforante con implantes intraesclerales.

—Facoeclerectomía profunda no perforante.

Unidad de Retina-Vítreo

Actividad clínica:

—Exploración, diagnóstico y tratamiento (si procede) de:

Retinopatía diabética.

Degeneración macular asociada a la edad.

Agujeros maculares.

Membranas epirretinianas.

Retinopatías heredo-degenerativas.

Maculopatías.

Desprendimiento vítreo posterior.

Hemorragias y opacidades vítreas.

Oclusiones vasculares y otras patologías vasculares.

—Medios diagnósticos: AFG, Retinografía, Ecografía, Campimetría, Tomografía óptica de coherencia, Estudios electrofisiológicos.

—Medios terapéuticos: láser 532 nm, fármacos intravitreos: anti-VEGF.

Actividad quirúrgica:

—Vitrectomías de pequeño calibre (23 G): endoláser, criopexia, tamponamiento con gas SF6, C3F8, aceite de silicona, tinción de tejidos con colorantes biológicos.

—Desprendimientos de retina mediante cirugía extraescleral.

Unidad de Uvea (en fase de desarrollo)

—Aproximación al diagnóstico etiológico de la patología uveal, basada en la anamnesis orientada y el examen oftalmológico y sistémico, gracias a la estrecha colaboración entre los servicio de Oftalmología, Medicina Interna y Reumatología.

—Exploración de la patología uveal mediante examen oftalmológico completo (agudeza visual, examen biomicroscópico, presión intraocular, estudio del fondo de ojo...), así como mediante realización de pruebas complementarias oftalmológicas como Campimetría, PCR de humor acuoso, Tomografía óptica de coherencia, Autofluorescencia, Angiografía fluoresceínica...

—Realización de estudios complementarios mediante pruebas de imagen (TAC, RMN, Ecografía...) y de laboratorio en casos indicados.

—Tratamiento etiológico, tanto en casos de uveítis infecciosas, como en pacientes con uveítis autoinmunes.

Unidad de Órbita, Dacriología y Anejos (en fase de desarrollo)

Actividad clínica:

—Exploración, diagnóstico y tratamiento (si procede) de la patología de:

Párpados.
Vías lagrimales.
Órbita.

Actividad quirúrgica:

—Cirugía oculoplástica:

Tumores Palpebrales.
Entropión y ectropión.
Blefaroplastias.
Reconstrucción palpebral.
—Cirugía vías lagrimales:

Dacriocistorrinostomía (DCR).
Dacriocistectomía.
Puntoplastias–estricturectomías.
Tapones lagrimales para el ojo seco.
Sondajes lagrimale

Unidad de Estrabismo

Actividad clínica:

—Examen de agudeza visual.
—Detección de ametropías.
—Detección de la ambliopía.
—Diagnóstico y tratamiento del estrabismo.

Actividad quirúrgica:

—Cirugía sobre la musculatura extrínseca.

Unidad de Neuroftalmología (en fase de desarrollo)

—Diagnóstico y tratamiento de las enfermedades del nervio óptico y vías ópticas.

—Parálisis oculomotoras.

—Estudio del campo visual mediante perimetría computarizada.

Cartera de Servicios Docentes:

—Formación a médicos residentes de Oftalmología

—Formación a médicos residentes de Medicina de familia

Procesos Asistenciales Integrados

El Plan de Calidad de la Consejería de Salud incorpora la **Gestión por Procesos Asistenciales Integrados** (GPAI) como herramienta encaminada a conseguir los objetivos de Calidad Total en el SSPA. Esta línea estratégica se sustenta en el principio de la Continuidad Asistencial, con una visión compartida de la atención sanitaria, en la que intervienen diferentes profesionales y niveles sanitarios con un objetivo final común: la salud del ciudadano.

De los procesos definidos como prioritarios por la Consejería de Salud, solo está incluido en la Cartera de Servicios de Oftalmología como Proceso Asistencial Integrado el proceso Catarata, también nuestra Especialidad tiene un papel relevante en el Plan Integral de Diabetes Mellitus de Andalucía (PIDMA).

Definimos las líneas básicas para la GPAI, mediante el uso de una serie de conocimientos sencillos de gestión clínica y presentamos un modelo del proceso catarata, por ser éste uno de los procesos más validados en los modelos de gestión actuales.

Análisis del Proceso Catarata

El Proceso asistencial Integrado Catarata está definido por la Consejería de Salud y Bienestar Social, (2002) y puede accederse a él en la Web mediante el enlace:

http://www.juntadeandalucia.es/salud/export/sites/csalud/galerias/documentos/p_3_p_3_procesos_asistenciales_integrados/cataratas/cataratas.pdf

Epidemiología de la catarata

La catarata es la patología quirúrgica más frecuente en nuestro medio, aproximadamente el 50% de las personas con más de 75 años presentan algún grado de opacidad en sus cristalinos. Teniendo en cuenta que la catarata se desarrolla generalmente de forma bilateral, aproximadamente 5 de cada 1.000 habitantes serán candidatos a cirugía programada de catarata en nuestro medio.

Definición del proceso

Secuencia de actuaciones encaminadas al diagnóstico y tratamiento quirúrgico de las opacificaciones evolutivas del cristalino (catarata).

Consideramos proceso completo de la catarata toda la atención prestada al paciente desde la primera visita al hospital hasta el alta definitiva, tras realizar las revisiones postoperatorias pertinentes y la graduación final de paciente.

Objetivos

Obtener una recuperación funcional temprana de los pacientes y evitar posibles complicaciones.

Garantizar la satisfacción de los pacientes.

Ser eficientes en la prestación de servicios.

Criterios de inclusión

Se incluye toda sospecha diagnóstica de catarata (disminución no brusca de la agudeza visual) seguida de su confirmación diagnóstica, siempre y cuando sea ésta susceptible de tratamiento quirúrgico, el paciente acepte la cirugía (aunque sea diferida en el tiempo) y no exista impedimento para ello.

Situaciones que no aborda el proceso

La no-confirmación del diagnóstico de catarata.

Catarata no susceptible de cirugía.

No aceptación del paciente de la intervención quirúrgica.

Presencia de complicaciones quirúrgicas que requieran una asistencia específica y personalizada, normalmente superior a lo establecido en el proceso asistencial.

Salidas del proceso

Se realizará en el momento del alta médica tras la cirugía que curse sin complicaciones (normalmente al mes de la misma).

Criterios de Oferta

En Atención Primaria

—Ante la sospecha diagnóstica de catarata, referida como disminución no brusca de la agudeza visual, la exploración oftalmológica básica incluirá:

Determinación de la agudeza visual (sin y con agujero estenopeico).

Determinación del reflejo rojo pupilar (mediante oftalmoscopía directa).

En Atención Especializada

—Confirmación diagnóstica mediante exploración oftalmológica completa, incluyendo:

Determinación de la agudeza visual (sin y con agujero estenopeico).

Exploración del reflejo rojo pupilar y del reflejo fotomotor pupilar.

Exploración del polo anterior con lámpara de hendidura.

Tonometría de aplanación.

Exploración de fondo de ojo con oftalmoscopía inversa (en midriasis).

Exploración de las vías lagrimales.

—Indicación quirúrgica, según los criterios determinados en el proceso:

Grado de disminución de la agudeza visual: qué medida con agujero estenopeico no mejore por encima de 0,3.

Grado de opacidad del cristalino y severidad de la misma.

Grado de pérdida funcional del paciente, se recomienda valorarla mediante el test VF-14.

Ausencia de otra patología que condicione la pérdida de agudeza visual o que el cristalino opaco justifique su extracción a pesar de ella.

Las indicaciones para la cirugía del segundo ojo son iguales a las del Primero.

Con carácter general, la cirugía se hará en un solo ojo por sesión quirúrgica.

El intervalo entre ambas intervenciones no será superior a cuatro meses.

En ausencia de contraindicaciones, se optará por la realización de cirugía ambulatoria con anestesia tópica o loco-regional y procedimiento de facoemulsificación con implante de lente intraocular.

—Consentimiento informado, después de la indicación quirúrgica y aceptación de la misma por el paciente: explicando posibles riesgos de la intervención y las complicaciones de la misma.

—Intervención quirúrgica.

—Cuidados postoperatorios inmediatos: facilitar información al alta al paciente y cuidador principal y completar la información verbal con información escrita sobre aspectos específicos de cuidados que deben asegurarse y mención expresa de los signos y síntomas que deben ser consultados de inmediato.

—Revisiones regladas, según lo establecido en el proceso:

En las primeras 24-48 horas después de la intervención.

A los 7-10 días de la intervención.

Al mes de la intervención.

Población diana

Pacientes con confirmación diagnóstica de opacificación evolutiva del cristalino (catarata), y con indicación quirúrgica de la misma.

Sistema de información y registro

Historia clínica en atención primaria y especializada.

Recursos materiales

Consultas externas

Consulta médica general.

Sala de exploración con proyector de optotipos, caja de lentes, retinoscopio de franja, lámpara de hendidura, tonómetro, queratómetro y biómetro.

Sala de espera de pacientes.

Quirófanos

Microscopio, facoemulsificador con vitrectomía anterior, equipo de vitrectomía posterior y caja quirúrgica de instrumental básico para cirugía de catarata.

Protocolos y procedimientos.

Actuaciones en primera visita.

Consentimiento informado.

Preoperatorio.

Protocolo anestésico.

Procedimiento quirúrgico.

Visita 24 horas.

Visita al mes.

Informe de alta.

Recursos Humanos

Personal propio del área de oftalmología

Personal facultativo.

Personal de enfermería.

Personal administrativo.

Personal de otros servicios implicados

Anestesia.

Farmacia.

Admisión.

Responsabilidades

Personal facultativo

Realización de consulta.

Indicación quirúrgica.

Información.

Intervención.

Informe de alta.

Criterios de calidad e indicadores

Normas de Calidad

Porcentaje de pacientes intervenidos con AV < 0,4.

Porcentaje de pacientes con indicación quirúrgica y valorados con test VF14.

Porcentaje de pacientes con edad superior a los 80 años, sin comorbilidad ocular asociada y con agudeza visual igual o inferior a 0,4, con indicación quirúrgica establecida en función de una valoración individualizada de los beneficios esperados (incremento esperado de agudeza visual, impacto esperado en las actividades de la vida diaria, entre otros).

Criterio de calidad	Indicador
No se cancelaran las intervenciones	Nº de operaciones suspendidas/ Nº de operaciones programadas
El tiempo desde la indicación quirúrgica hasta el alta no superara los 6 meses	Nº de personas dadas de alta en > 6 meses/ Nº de personas dadas de alta
Las personas programadas para cirugía ambulatoria no serán ingresadas	Nº de personas programadas para cirugía ambulatoria ingresan/ Nº personas programadas para cirugía ambulatoria
El propietario será según los protocolos consensuados	Nº de preoperatorios según el protocolo/ Nº de personas preoperatorio
Se reducirán al mínimo las complicaciones quirúrgicas	
Rotura de capsula posterior	Nº de personas con rotura capsular/ Nº de personas operadas
Hematoma retrobulbar	Nº de personas con hematoma retrobulbar/ Nº de personas operadas
Vitreorragia	Nº de personas con vitreorragia / Nº de personas operadas
Vitrectomía	Nº de personas con vitrectomía / Nº de personas operadas
Reconversión a EECC	Nº de personas con Reconversión a EECC / Nº de personas operadas
Las personas intervenidas dispondrán al final de un informe de alta	Nº de personas con informe de alta / Nº de personas operadas
En personas intervenidas se alcanzará un resultado óptimo	Nº de personas con resultado óptimo / Nº de personas operadas
Los pacientes estarán satisfechos con el proceso	Nº de personas satisfechas / Nº de personas dadas de alta

Otros indicadores

Cobertura del Proceso.

Demora en la cita de consulta a asistencia especializada (oftalmología) desde atención primaria.

Media de días demora para la intervención por catarata.

Demora máxima para intervención por catarata.

Análisis del Proceso Retinopatía diabética

Personal médico y de enfermería de AP y AH

Actividades:

—Cribado

Características de calidad:

A los pacientes sin retinopatía diabética (RD) conocida se les realizará una exploración periódica del fondo de ojo para el cribado de la RD, según los siguientes criterios:

—Todos los pacientes con DMT2, desde su diagnóstico

—Pacientes con DMT1 mayores de 15 años y con más de 5años de evolución de la diabetes

—Mujeres con diabetes que decidan hacer programación de embarazo.

Se recomienda la retinografía digital como método de elección

Profesional de Retinografía

Actividades:

—Retinografía

Características de calidad:

Se aplicarán medidas de verificación (nombre y apellidos, fecha de nacimiento y NUHSA) para la identificación inequívoca de la persona.

Se informará de forma clara y precisa al paciente y/o la familia sobre la técnica diagnóstica.

Se practicará midriasis con tropicamida antes de la retinografía, excepto en pacientes con antecedentes de glaucoma agudo o en tratamiento con pilocarpina.

Personal médico de cribado de AP y AH: (Pediatría, Endocrino, M. Interna, Oftalmología).

Actividades:

—Valoración de la Retinografía

Características de calidad:

El personal médico del primer nivel de cribado (medicina de familia, pediatría /endocrinología / medicina interna) llevará a cabo una valoración inicial de la retinografía en un período inferior a un mes tras su realización.

Se clasificará inicialmente el grado de RD según la escala modificada ETDRS:

—Las retinografías con cualquier grado de RD, excepto la RD leve, o con otros hallazgos potencialmente patológicos se transferirán al segundo nivel de cribado (Oftalmología) para su valoración.

—Las retinografías con RD leve (sólo microaneurismas) se repetirán, como mínimo al año.

—Los pacientes con retinografía normal se reincorporarán al circuito de Cribado y se les practicará una nueva retinografía a los tres años (como mínimo, o a los dos años si existen factores de riesgo de RD (HbA1c >8%, nefropatía, HTA, DM de más de 10 años de evolución).

—El personal médico del segundo nivel de cribado (oftalmología) valorará las retinografías transferidas y las reclasificará según la escala ETDRS:

—Los pacientes con cualquier grado de RD, excepto la RD leve, se citarán a consultas de oftalmología para confirmación diagnóstica y tratamiento.

—Los pacientes con RD leve o sin RD se reincorporarán al circuito de cribado.

El paciente y/o familiares recibirán informe único de alta.

Tanto los informes de seguimiento como el de alta, se realizarán según lo expuesto en la actividad.

Personal médico de cribado de AH (Oftalmología)

Actividades:

—Confirmación diagnóstica y plan de tratamiento

Características de calidad:

Ante el hallazgo de RD (por retinografía o exploración de fondo de ojo) se realizará exploración oftalmológica que incluya medida de agudeza visual, tensión ocular y biomicroscopía de polo anterior y posterior.

—Si se confirma el diagnóstico de RD, se clasificará según la escala modificada ETDRS y se establecerá un plan de tratamiento y revisiones oftalmológicas según la categorización de los riesgos.

—Cuando se requiera, la panfotocoagulación se realizará antes de 2 meses en la RD proliferativa (RDP) y antes de 4 meses en la RD no proliferativa (RDNP) grave.

El paciente recibirá información oral y por escrito de los beneficios y riesgos del tratamiento propuesto, dejando constancia documental de ello en la historia clínica.

El paciente recibirá información oral y escrita de los resultados de la exploración, tratamiento y plan de seguimiento.

Personal de enfermería (AP Y AH)

Actividades:

—Educación diabetológica adaptada

Características de calidad:

En pacientes con limitación visual, se proporcionará información sobre recursos existentes y educación específica para adaptar el tratamiento (técnicas de inyección, autoanálisis, cuidados del pie).

En caso de limitación funcional grave (agudeza visual <1/10 o campo visual <10º centrales) y un entorno desfavorable para conservar autonomía, se derivará a enfermera gestora de casos.

Enfermera gestora de casos

Actividades:

—Gestión de casos

Características de calidad:

Se valorará el impacto de la discapacidad sobre el paciente y su sistema familiar, orientándose a la consecución de los resultados NOC 1308 (adaptación a la discapacidad física), 2202 (preparación del cuidador principal) y 3000 (satisfacción del paciente/usuario con el acceso a los recursos asistenciales).

El paciente y los profesionales implicados recibirán información por escrito de las intervenciones planificadas y realizadas.

—Recursos humanos

Hospital Punta Europa

Facultativos:

—1 Director de la Unidad de Gestíón (VACANTE)
—1 Jefe de Sección
—11 Facultativos Especialistas de Área
—4 MIR

Enfermeras/os y personal auxiliares medicina:

Enfermeros/as: 2 Auxiliares Enfermería: 4

Hospital La Línea

Facultativos:

—1 Coordinador de la UGC (VACANTE)
—6 Facultativos especialistas de área

Enfermeros/as y auxiliares de enfermería:

Enfermeros/as: 1
Auxiliares de Enfermería: 3

—Recursos estructurales y fungibles

Hospital Punta Europa

Área de consultas

La estructura arquitectónica del área de consultas es la siguiente:

—4 locales para consulta médica.
—1 local para Biometría, Refractometria, Topografía y consulta médica.
—1 local para Urgencias.
—1 local polivalente para: AFG, OCT, Campimetría y consulta médica.
—1 local para Láser YAG, laser Argon.
—1 local para depósito de historias clínicas, medicamentos y otros.
Accesorios:
—1 local para vestuario

Además de la actividad de consulta se realizan distintos tratamientos y exploraciones especiales con sus correspondientes recursos de aparataje, instrumental y fungibles:

—Angiofluoresceingrafía.
—Campimetría.

—Laserterapia YAG.

—Biometría.

—Refractometria.

—Fotocoagulación con Láser Argón.

—Tomografía óptica de coherencia.

—Topografía corneal.

—Queratometría.

Área de quirófanos en el H. Punta Europa

—1 Quirófano diario por la mañana:

2 días/semana quirófanos de Anestesia General

3 días/semana quirófano de CMA

—1 Quirófano semanal por la tarde:

Cirugía Menor

Inyecciones intravítreas

Hospital La Línea

Área de consultas

—5 locales de consulta.

—1 local para Campimetría y Topografia Corneal

—1 local para Refractometría, Biometría, Láser Yag y Argon.

—1 Archivo y almacen de material fungible

Además de la actividad de consulta se realizan distintos tratamientos y exploraciones especiales con sus correspondientes recursos de aparataje, instrumental y fungibles:

—Campimetría.

—Laserterapia YAG.

—Biometría.

—Refractometria.

—Fotocoagulación con Láser Argón.

—Topografía corneal.

—Queratometría.

Área de quirófanos

—1 quirófano 3 veces/semana por la mañana de CMA y Cirugía Menor/Inyecciones Intravítreas.

—1 quirófano por la tarde semanas alternas para Cirugía Menor/Inyecciones Intravítreas.

—Actividad asistencial

Hospital Punta Europa

Actividad clínica:

—Oftalmología general (PAP/PAE/Consultas Sucesivas): 16-18 consultas/semana
—Oftalmología subespecializada:

Unidad de Vítreo y Retina: 6-8 consultas/semana
Unidad de Oculoplástica y vías lagrimales: 1 consulta/semanas alternas
Unidad de Uvea: 1 consulta/semanas alternas
Unidad de Cornea y Superficie Ocular: 1 consultas/semana.
Unidad de Glaucoma: 2-4 consultas/semana
Unidad de Estrabismo/Oftalmología Pediatrica: 1 consultas/semana.
Proceso Diabetes: Detección precoz Retinopatía 1 consulta/semana.
—Oftalmología Urgencias: 5 consultas/semana

Actividad quirúrgica:

Cataratas: 3 quirófanos/semana
Unidad de Vítreo y Retina: 2 quirófanos/semana aprox.
Unidad de Oculoplástica y vías lagrimales: 1 quirófano/mes aprox.
Unidad de Cornea y Superficie Ocular: Depende donaciones córnea.
Unidad de Glaucoma: 1 quirófano/semana
Unidad de Estrabismo del adulto: 1 quirófano/mes aprox.
Cirugía Menor/ Iny intravítreas: 1 quirófano/semana.

Nº de FEAS por unidad

Unidad de Vítreo y Retina: 4
Unidad de Vías Lagrimales: 1
Unidad de Uvea: 1
Unidad de Cornea y Superficie Ocular: 1
Unidad de Glaucoma: 2
Unidad de Estrabismo/Oftalmología Pediátrica: 1

Resumen la actividad asistencial oftalmológica en el Hospital Punta Europa en los 2 últimos años:

2012 2013
Nº INGRESOS: 70 83
Nº Primeras Consultas: 8.281 6.899
Nº Consultas sucesivas: 8.565 13.576
Nº TOTAL CONSULTAS: 16.846 20.475
Nº TOTAL INTERVENCIONES: 1.824 2.059

Hospital La Línea

Actividad clínica:

—Oftalmología general (PAP/PAE/Consultas Sucesivas): 14 consultas/semana

—Oftalmología subespecializada:

Unidad de Oculoplástica y vías lagrimales: 1 consulta/mes

Unidad de Glaucoma: 1 consulta/mes aprox.

Proceso Diabetes: Detección precoz Retinopatía 1 consulta/semana.

—Consulta Diagnóstica (en H. Punta Europa): 1 consulta/semana.

—Urgencias: 5 consultas/semana

Actividad quirúrgica:

Cataratas: 2-3 quirófanos/semana

Unidad de Oculoplástica y vías lagrimales: 1 quirófanos/2 meses

Unidad de Glaucoma: incluidos en quirófanos Cataratas

Cirugía menor/Iny intravítreas 1 quirófano/semana

Nº de FEAS por unidad

Unidad de Glaucoma: 1

Unidad de Oculoplástica: 1

Resumen la actividad asistencial oftalmológica en el Hospital La Línea en los 2 últimos años:

2012 2013

Nº INGRESOS: 28 42

Nº Primeras Consultas: 4.055 5.023

Nº Consultas sucesivas: 5.018 6.135

Nº TOTAL CONSULTAS: 9.073 11.158

Nº TOTAL INTERVENCIONES: 774 831

Resumen la actividad asistencial de la Unidad de Gestión Clínica de Oftalmología en los 2 últimos años:

2012 2013

Nº INGRESOS: 98 125

Nº Primeras Consultas: 12.336 11.922

Nº Consultas sucesivas: 13.583 19.711

Nº TOTAL CONSULTAS: 25.919 31.633

Nº TOTAL INTERVENCIONES: 2.598 2.890

—Actividad docente

Organización jerárquica:

La unidad docente de Oftalmología la forma la Unidad de Gestión Clínica de Oftalmología del Campo de Gibraltar.

La actividad docente se lleva a cabo con los siguientes elementos de gestión:

—Organización: el Director de la Unidad de Gestión Clínica.

—Tutoría de residentes: Tutor designado por la Comisión de Docencia del AGS Campo de Gibraltar.

—Docencia práctica postgrado: todos los facultativos de la Unidad de Gestión Clínica.

Áreas organizativas:

—Área Facultativa

Formación Interna

Formación Externa

Programas de Docencia

Programa de formación Interna:

—Sesiones clínicas 1 vez por semana. Contenido:

Exposición de casos clínicos, abiertos o cerrados.

Sesiones de actualizaciones de patologías.

Sesiones de presentación de protocolos, guías o vías de práctica e implantación de procesos, para su discusión y aprobación.

Sesiones bibliográficas.

Sesiones de revisión crítica de la literatura.

Medicina basada en la evidencia.

Sesiones sobre gestión clínica (case mix, indicadores de actividad, calidad o cumplimiento de objetivos).

—Participación en las Sesiones Generales que se organizan en el AGS Campo de Gibraltar.

—Cursos y Jornadas Docentes:

Organización y participación en cursos y jornadas docentes para personal facultativo o de enfermería, en función de la identificación de las necesidades de la Unidad de Gestión Clínica.

Programa de Formación Externa:

—Asistencia a los Congresos de las distintas sociedades de las subespecialidades de Oftalmología incentivando la colaboración activa en dichos Congresos con presentación de trabajos de investigación.

—Estancias cortas en otros hospitales de reconocido prestigio, nacionales o extranjeros, para formación en técnicas y procedimientos que sean de interés para la Unidad de Gestión Clínica y el AGS.

Programas de Docencia Postgrado:

Docencia MIR, programa formativo especialidad OFTALMOLOGÍA:

El programa formativo oficial de la especialidad de oftalmología ha sido publicado en el BOE por el Ministerio de Sanidad, Política Social e Igualdad y se puede consultar y descargar mediante el siguiente enlace a la página Web:

http://www.msps.es/profesionales/formacion/guiaFormacion.htm

Itinerario formativo

Mapa de competencias

—Conocimientos teóricos sobre Oftalmología en un nivel básico-medio en cuanto a su profundidad, pero amplios en cuanto a su extensión.

—Elaborar una historia clínica oftalmológica básica, sabiendo manejar los medios técnicos necesarios para ello.

—Realizar un correcto enfoque del paciente que se historia por primera vez en la consulta de Oftalmología general.

—Realizar una correcta exploración del estado refractivo del paciente y prescribir su corrección.

—Tendrá un primer contacto con la actividad quirúrgica, manejarse con soltura en un quirófano, guardar las normas de asepsia y realizar los primeros pasos de las actividades quirúrgicas más frecuentes.

—Valorar la patología de urgencias, saber hacer un primer enfoque de las principales situaciones que se presentan e identificar y resolver las situaciones de menor dificultad.

—Conocimientos sobre cómo elegir las fuentes adecuadas de conocimiento, siendo capaz de realizar una lectura crítica de los artículos científicos de los que dispone.

—Actitudes profesionales adecuadas, orientados hacia actitudes, valores y normas referentes a cómo saber estar y actuar.

—Debe familiarizarse con todas las patologías del aparato visual al rotar por las distintas unidades de la especialidad.

Plan de rotaciones

—Se establecen un plan de rotaciones y el residente lo seguirá a lo largo de los 4 años de residencia, de tal manera que al final, el tiempo en cada una de las unidades será muy semejante. Estará adscrito a una Unidad Subespecializada y tendrá un F.E.A. de referencia, responsable de su formación.

Sesiones

—Realizarán sesiones clínicas, que podrán consistir en revisión de un tema, revisión bibliográfica o caso clínico.

—Asistirá a todas las sesiones clínicas hospitalarias que se organicen.

Objetivos de investigación

—Realizará trabajos de investigación que serán presentados a congresos regionales, nacionales y/o internacionales.

—Realizará publicaciones en revistas de impacto.

—Iniciará un proyecto de investigación con objeto que concluya como tesis doctoral.

Evaluación

Cada rotación será evaluada por su adjunto de referencia.

Planes de formación

La tutoría MIR tendrá diseñado un Plan de Formación específico para cada uno de los cuatro años de residencia.

Docencia MIR, programa formativo para Residentes de Medicina Familiar y Comunitaria:

Rotación de 1 mes por la UGC de Oftalmología acompañando a un FEA de Oftalmología en las consultas de Urgencias y Primeras Visitas con el objetivo de familiarizarse en el manejo de las urgencias oftalmológicas y las derivaciones desde Atención Primaria a las UGC de Oftalmología

—Actividad en investigación

La investigación puede definirse como aquella actividad en la que se plantea una pregunta y se aborda su respuesta siguiendo el método científico. Hoy en día, la investigación es una labor definitivamente multidisciplinaria e intersectorial. En el campo sanitario, se aboga por investigaciones interdisciplinarias que permitan estrategias de "investigación por programas".

Dentro de la investigación sanitaria o investigación sobre Ciencias de la Salud, la investigación clínica es aquella que se orienta a la atención a los pacientes, requiriendo en ocasiones de la metodología de la investigación básica y en otras de la epidemiología.

El Plan de Calidad de la Consejería de Salud de Andalucía coloca a la Investigación como una de sus Líneas Estratégicas y señala las Líneas Marco del Programa de Investigación para la mejora de la salud de los ciudadanos andaluces que sienta las bases, partiendo de la convergencia con los Programas marco autonómico, nacional y europeo. Por tanto, la política de investigación en Andalucía debe nacer del VI Programa Marco de la Unión Europea 2.002-2.006, del Plan Nacional de I+D para el periodo 2.004-2.007 y del V Plan Andaluz de Investigación 2.004-2.007.

El III Plan Andaluz señala como objetivo desarrollar la investigación en Salud a través de:

—Fomentar una cultura de investigación de excelencia.

—Potenciar los recursos existentes para la investigación.

—Identificar las prioridades en investigación en Salud de acuerdo a las necesidades y problemas de salud en el contexto español y europeo.

—Fomentar iniciativas de investigación, convergentes con proyectos del resto de las Comunidades Autónomas, de España, de la UE y otros países.

—Proporcionar el marco jurídico y científico para el desarrollo de investigaciones en el campo de la terapia celular.

—Impulsar la integración de la investigación, desarrollo tecnológico, innovación y evaluación de tecnologías.

El Plan propone las estrategias para el desarrollo de la investigación en Andalucía entre las que se incluyen:

La definición de las líneas marco de investigación en Salud orientadas a la red de excelencia científica de Andalucía, que son:

—Investigación biomédica: neurociencias (neurodegeneración, isquemia cerebral, neuropsicofármacos), patología infecciosa, patología cardiovascular, oncología, diabetes, ingeniería y terapia tisular (células madre).

—Investigación con células madre.

—Alimentación, nutrición y salud.

—Investigación en salud pública.

—Investigación en servicios de salud.

—Factores sociales y económicos relacionados con las desigualdades en salud.

La dotación, mantenimiento y acreditación de las estructuras necesarias para facilitar, gestionar y elevar la producción científica.

El impulso a iniciativas de cooperación de redes y grupos de investigación andaluces entre sí, la Universidad, otros centros docentes, las empresas, con grupos del resto de España, de la Unión Europea y de otros países.

La homogeneización y agilización de los procedimientos y actuaciones de los ensayos clínicos y los estudios post-autorización, reorientándolos hacia el progreso científico y la mejora de la atención y la salud, garantizando en todo momento el respeto a los derechos fundamentales de la persona y a los postulados éticos que afectan a la investigación biomédica con seres humanos.

La investigación en la Unidad de Gestión Clínica de Oftalmología

Desde la Unidad se impulsará la actividad investigadora usando los siguientes elementos de gestión para la consecución de los objetivos:

—Consideración de la investigación clínica como una parte esencial de actividad, incluyéndola dentro de la protocolización de la asistencia.

—Fomentar el espíritu investigador y fomentar el conocimiento de la metodología científica.

—Promover y participar en ensayos clínicos desde la Unidad.

—Elaboración de proyectos de investigación.

—Elaboración de ensayos clínicos.

—Facilitar la captación de fondos a través de las colaboraciones con la industria farmacéutica.

Líneas de Investigación de la Unidad de Gestión Clínica de Oftalmología

Las Líneas de Investigación constituyen el conjunto de proyectos de investigación sobre un área de conocimiento, de forma que su consolidación permita generar corrientes de pensamiento y que los resultados, ligados al diagnóstico y solución de problemas, enriquezcan la producción y divulgación del conocimiento.

Desde la UGC de Oftalmología se promoverán las Líneas de Investigación que comprendan aspectos de la Oftalmología que puedan ofrecer mayor conocimiento para tratar de forma más eficiente a los pacientes.

Trabajos de investigación, Comunicaciones a congresos, Ponencias y Publicaciones

La UGC de Oftalmología promueve la publicación de artículos en revistas científicas y comunicaciones en Congresos como forma de enriquecimiento para los profesionales de la Unidad.

Líneas Estratégicas

—Reorganización de los recursos humanos

A) Análisis DAFO de recursos humanos:

Debilidades:

—Indefinición de criterios objetivos para la valoración del trabajo de cada profesional.

—La desmotivación en algunos centros y Unidades por la situación económica actual.

—La disminución de la plantilla de la UGC debido a la reducción al 75% de la jornada al personal con contratos eventuales, con la consiguiente sobrecarga de trabajo para el personal.

Fortalezas:

—Buena formación de los médicos y del resto de la plantilla en conocimientos y Habilidades.

—Buena consideración de los oftalmólogos en relación con el resto de especialistas y Servicios.

—En Hospitales con docencia MIR existe un interés y ambición en los médicos por progresar dentro de la especialidad y conseguir un mayor reconocimiento (especialmente entre los más jóvenes y los docentes).

—La posibilidad de Acreditación y progreso en la Carrera Profesional en el SAS.

—Existencia de un núcleo de profesionales con dilatada experiencia en la Oftalmología y conocimiento de las características de Área.

Amenazas:

—Nombramiento de un Director de la Unidad de Gestión Clínica sin capacidad de liderazgo y que no sea bien considerado por el resto del personal.

—La situación de crisis económica, que requiere una optimización máxima de los recursos.

—No conseguir una integración real entre los Servicios de Oftalmología de Algeciras y La Línea.

Oportunidades:

—Nombramiento de un Director de la Unidad de Gestión Clínica aceptado por la mayor parte, con ambición y un Plan de Gestión que apueste por empleo de elementos objetivos de medida de la eficacia y eficiencia en el trabajo de los especialistas y del resto del personal.

—La integración y coordinación absoluta de los Servicios de Oftalmología de Algeciras y La Línea, que daría como resultado una mejor atención al paciente y un empleo más eficaz y eficiente de los recursos asignados a la Unidad.

—La crisis económica, que obligará a hacer un uso más eficiente de los recursos humanos.

B) Ejes estratégicos para reorganizar los recursos humanos:

Motivar a toda la plantilla para conseguir la excelencia:

<u>Objetivos:</u>

—Aumentar la ilusión y la estima por la Unidad de Gestión Clínica para favorecer la excelencia en el trabajo.

—Que las capacidades de cada cual sean valoradas de una manera objetiva, reconocidas y tenidas en cuenta en la distribución del trabajo.

—Que el trabajo sea considerado y valorado de manera objetiva.

—Que el ambiente de trabajo sirva para el desarrollo profesional y personal.

—Que los profesionales se sientan partícipes de las decisiones de la Unidad de Gestión Clínica.

—Que todos los miembros se sientan pertenecientes a un buena Unidad de Gestión Clínica y a un buen Hospital.

<u>Líneas de actuación:</u>

—Explicar a todos los componentes de la Unidad de Gestión Clínica el nuevo.

Plan de Gestión propuesto, solicitar su crítica y sugerencias de mejora.

—No hacer distinciones entre oftalmólogos de primera clase y oftalmólogos de segunda clase, el trabajo de la Unidad debe repartirse equitativamente entre sus miembros.

—Coordinar con la Dirección del AGS la forma de alcanzar los objetivos de la UGC.

—Definir los puestos de trabajo de cada profesional de la forma más objetiva posible.

—Establecer las líneas de valoración de cada puesto de trabajo.

<u>Proyectos estratégicos:</u>

—Sesiones de debate del Plan de Gestión con la Dirección del AGS y con la plantilla de la UGC.

—Inclusión en el mismo de las mejoras consensuadas.

—Creación de un sistema de participación de los profesionales y la ciudadanía en las tomas de decisiones de la UGC.

Reorganización de los Recursos Humanos:

<u>Objetivos:</u>

—Que toda la organización de la plantilla y del trabajo sea para conseguir el mayor grado de especialización atendiendo a criterios de competencias, conocimientos, habilidades y aptitudes.

—Determinar las Cargas de Trabajo para cada Tarea y/o Trámite, con su Flujograma y los recursos humanos necesarios.

—Distribución consensuada de las diferentes cargas de trabajo.

—Establecer elementos de evaluación objetiva del trabajo de cada profesional.

—Distribución consensuada de los recursos respecto a "atención continuada (guardias)", "Continuidad asistencial" y otros tipos de trabajo fuera del horario laboral normal.

—Potenciar todo lo posible la dedicación a la investigación.

—Potenciar la dedicación a la docencia postgraduada MIR.

Líneas de actuación:

—Establecer el Mapa de Competencias de cada subespecialidad, definiendo los puestos de trabajo por las necesidades de conocimientos, destrezas, aptitudes y experiencia.

—Agrupar según criterios de conocimientos, aptitudes y destrezas, las distintas subespecialidades.

—Adopción de sistemas de medida de la eficacia y eficiencia del desempeño del puesto de trabajo.

—Establecer los mecanismos de compensación entre los profesionales para que las cargas de trabajo sean equiparables.

—Formación Continuada en cursos extrahospitalarios y sesiones clínicas hospitalarias.

—Consensuar las herramientas de valoración del trabajo de cada profesional.

Proyectos estratégicos:

—Proyecto para establecer las Competencias definidas por conocimientos, aptitudes y destrezas necesarias para el desempeño del puesto de trabajo en la subespecialidad de Retina y Mácula. Determinar el número de médicos necesarios por turno y el número de médicos óptimo diario para realizar esta asistencia especializada. Proyecto para dotar de asistencia a los pacientes con esta patología en situación de urgencia.

—Proyecto similar para el Área de Glaucoma.

—Lo mismo para el Área de Cornea, Superficie Ocular y Uveítis.

—Lo mismo para el área de Estrabología, Oftalmología Pediátrica y Neurooftalmología.

—Proyecto para determinar la Competencia necesaria para el área de Oculoplástica y para organizar la colaboración en patología orbitaria con otras especialidades (Cirugía Oral y Maxilo-facial, ORL, Oncología...).

—Proyecto para establecer consensuadamente las herramientas de medida de la eficacia y eficiencia de los diferentes puestos de trabajo.

Organización del trabajo fuera de la jornada habitual de lunes a viernes:

—Determinar la fórmula de trabajo más eficiente para solventar el hecho de la necesaria asistencia.

—Garantizar la atención de urgencias especialmente sensibles (retina), causando la menor sobrecarga posible a los profesionales (cirujanos y enfermería) de esta subespecialidad.

C) Carrera profesional:

La carrera profesional se define como un sistema de promoción profesional integrado por diferentes categorías, a las que se accede en razón de los méritos y actividades desarrolladas a lo largo de la vida profesional.

La carrera profesional es un sistema de promoción independiente y paralelo al sistema de carrera jerárquica. La categoría es un distintivo que se logra en función de una experiencia y de una competencia profesional e implica una autoridad de tipo moral y no jerárquica.

La consecución de niveles superiores en la carrera profesional implica un mayor prestigio y una mejor retribución, pero no mayor capacidad de mando.

Por ello, resulta una posibilidad de promoción atractiva para los profesionales dado que no existen limitaciones de número de profesionales en cada categoría y no hay problemas de accesibilidad como en el sistema vertical jerárquico tradicional.

D) Sistema de acreditación:

El Programa de Acreditación de Competencias Profesionales del SSPA ha sido diseñado para reconocer los logros alcanzados por los profesionales en su práctica real y diaria, y como una herramienta para promover el desarrollo profesional y la mejora continua.

El Programa de Acreditación toma como fundamento metodológico y marco conceptual la **Gestión por Competencias**, como modelo integral que permite configurar además, los procesos de selección, evaluación del desempeño, gestión de la formación, promoción e incentivación.

En el sistema sanitario, la competencia se define como la aptitud del profesional sanitario para integrar y aplicar los conocimientos, habilidades y actitudes asociados a las "Buenas Prácticas" de su profesión para resolver las situaciones que se plantean. (Ley de Cohesión y Calidad del SNS, Art. 42).

Los cinco componentes de la competencia son:

—Saber (conocimientos)

—Saber hacer (habilidades)

—Saber ser (actitudes)

—Querer hacer (motivación)

—Poder hacer (aptitud profesional y medios).

El conjunto de competencias que debe reunir la persona ocupante de un puesto de trabajo es su "Mapa de Competencias". En él están identificadas las Competencias y las Buenas Prácticas asociadas a las mismas, así como las Evidencias y las Pruebas.

La Acreditación de Competencias Profesionales se concibe como el proceso que observa y reconoce de forma sistemática la proximidad entre las competencias que realmente posee un profesional y las definidas en su mapa de competencias.

Los Manuales para la Acreditación de los Profesionales Sanitarios, han sido elaborados con la participación de más de 500 profesionales y representantes de las Sociedades Científicas, que han constituido Comités Técnicos Asesores, uno por cada disciplina o especialidad, cada uno de los cuales ha desarrollado su Manual de Competencias específico.

Un objetivo de la Unidad de Gestión Clínica de Oftalmología debe ser la Acreditación de todos sus profesionales. A su vez es de vital importancia iniciar el proceso de **Acreditación de la Unidad de Gestión Clínica de Oftalmología del Campo de Gibraltar** a través de la Agencia de Calidad Sanitaría de Andalucía (dependiente de la Consejería de Sanidad).

—Plan de mejora de la actividad asistencial y del rendimiento de los recursos de la unidad

Objetivos generales:

—Resultados clínicos excelentes.

—Seguridad en el procedimiento.

—Proporcionar la máxima utilidad y desarrollo a los recursos disponibles.

—Obtener una destacable relación coste / eficacia, reduciendo el coste de los procedimientos quirúrgicos y médicos en las patologías de medio y bajo riesgo.

—Reducir las listas de espera, ya que las patologías susceptibles de esta cirugía, coinciden con las que engrosan las listas de espera.

—Proporcionar una destacable Calidad Asistencial: atención personalizada, estancia mínima con reincorporación a su medio familiar en unas horas, continuidad en la atención asegurada hasta la total recuperación, falta de estrés.

La Unidad de Gestión Clínica de Oftalmología del Campo de Gibraltar tiene profesionales especializados en áreas concretas de la especialidad y, por lo tanto, trabaja con consultas subespecializadas.

Todos los profesionales de la Unidad de Gestión Clínica precisan una sólida formación oftalmológica integral que les permita contribuir a atender las consultas generales que se citan desde Atención Primaria. Además esto facilitará una cierta polivalencia para cubrir las posibles bajas y la atención de urgencias.

El acceso al Hospital debe restringirse a los pacientes con una patología grave y aguda, para evitar la sobrecarga asistencial. Estas consultas hospitalarias tienen que ser subespecializadas y dirigidas a los profesionales con más experiencia en la patología de cada enfermo. Por lo tanto, se debe estimular el sistema ya existente de subespecialización de la Unidad de Gestión Clínica.

Para funcionar con este sistema, será necesario un importante esfuerzo de coordinación entre las consultas Hospitalarias del Hospital Punta Europa, La Línea y de Atención Primaria.

Es preciso, para lograr este fin, establecer una gestión por proceso en cada una de estas áreas para obtener una mayor eficacia y eficiencia a la hora de proporcionar al ciudadano un tratamiento de excelencia.

Un proceso no es otra cosa que un conjunto de decisiones, actividades y tareas que deben ser realizadas de manera coordinada con la finalidad de satisfacer las necesidades y expectativas de los pacientes y otras partes interesadas en sus resultados.

La Gestión por Procesos es una herramienta de gestión que permite reducir la variabilidad clínica de acuerdo a los conocimientos científicos disponibles.

Está orientada a la evaluación de los resultados y a la mejora continua.

Como ya se ha comentado en el apartado de "Cartera de servicios" en lo que se refiere a la Oftalmología el único Proceso que la involucra es el Proceso

Asistencial Integrado Catarata, y una estrecha relación con el Plan Integral de Diabetes Mellitus de Andalucía (PIDMA).

La Gestión de las Áreas Asistenciales de la Unidad de Gestión Clínica de Oftalmología debe estar preparada para dar respuesta al Proceso de Cataratas y al PIDMA. Pero la organización de la Unidad de Gestión Clínica debe ir mucho más allá y debe estar diseñada para responder con la misma solvencia ante cualquier persona con patología ocular sea del tipo que sea.

En una Unidad de Gestión Clínica de Oftalmología es necesario hacer una gestión por procesos en tres áreas asistenciales en las cuales la UGC de Oftalmología tiene competencias:

—Oftalmología General.

—Oftalmología Especializada.

—Atención Urgencias Oftalmológicas.

—Actividad Quirúrgica.

Oftalmología General

Misión:

—El diagnóstico y tratamiento de la patología oftalmológica leve y no urgente, colaborando de forma eficaz con el Médico de Atención Primaria (MAP).

—Detección de los problemas oculares graves que precisan atención subespecializada y remisión de los pacientes afectados a la consulta hospitalaria correspondiente.

Alcance del Proceso:

—Servicio de Admisión en los Centros de Atención Primaria.

—Pacientes derivados desde el Servicio de Urgencias del Hospital.

—Pacientes estabilizados o con patología crónica remitidos desde las consultas subespecializadas del Hospital.

Fin:

—Alta del paciente con informe al MAP.

—Consulta hospitalaria subespecilizada.

—Remisión a urgencias hospitalarias.

—Inclusión en lista de espera quirúrgica.

Ejes estratégicos:

a) Mejorar la eficiencia y el rendimiento.

Objetivos:

—Realización de una exploración oftalmológica básica completa al 100% de los pacientes.

—Establecer un número de pacientes que puedan ser atendidos de forma correcta en el tiempo asignado.

—Reducir el número de revisiones inadecuadas, permitiendo aumentar el tiempo disponible para primeras consultas y reduciendo la demora de las primeras consultas.

—Inclusión en lista de espera para los procedimientos de cirugía menor (chalación, pequeñas lesiones palpebrales etc) o los más habituales de cirugía Mayor Ambulatoria (cataratas).

—Información adecuada a todos los pacientes.

Líneas de actuación:

—Utilización de la Historia Clínica Digital a todos los niveles (DIRAYA).

—Seguimiento de Protocolos Clínicos actualizados y consensuados de petición de analíticas y pruebas complementarias y de remisión de pacientes al Hospital.

—Utilización de Protocolos Clínicos consensuados por los Servicios Médicos implicados y recomendados por las Sociedades Científicas para el tratamiento de los pacientes con las patologías más frecuentes.

—Incluir en lista de espera a los pacientes que precisen cirugía menor o cirugía de cataratas.

—Emisión de un informe para el paciente y su Médico de Atención Primaria (MAP) en todos los casos.

Proyectos estratégicos:

—Elaboración de una Historia Clínica Digital (DIRAYA) en todas las consultas.

—Implicar y, en los casos necesarios entrenar, al personal de enfermería en la obtención de los datos de la "Anamnesis Guiada" y en la toma de la agudeza visual, realización de autorefractometría y en la medición de la presión intraocular.

—Elaboración de los Protocolos Clínicos de petición de analíticas y pruebas complementarias y de remisión de pacientes al Hospital desde Atención Primaria y para el tratamiento de las patologías más frecuentes.

—Elaborar y aprobar una documentación informativa por escrito para los pacientes con las patologías más habituales en las consultas de los CPE (blefaritis, desprendimiento del vítreo etc).

b) Lograr una correcta coordinación con Atención Primaria que redunde en una remisión adecuada de los pacientes:

Objetivos:

—Reducir el número de consultas innecesarias remitidas desde Atención Primaria.

—Contribuir a la mejor atención de los problemas oculares por parte del MAP.

—Remitir un informe al MAP de la situación y el tratamiento de todos los pacientes que remite a Oftalmología.

Líneas de actuación:

—Utilización de unos protocolos de remisión de pacientes a Oftalmología, consensuados con Atención Primaria, para las patologías oculares más frecuentes.

—Facilitar la adecuada Formación Continuada en Oftalmología a los MAP de nuestro Área de Gestión Sanitaria.

Proyectos estratégicos:

—Elaboración, con la colaboración de Atención Primaria, de unos protocolos de remisión de pacientes a Oftalmología. Para mantener los protocolos actualizados se sugiere la implantación de una reunión semestral con los responsables de Atención Primaria.

—Participación de los profesionales de la Unidad de Gestión de Oftalmología en las actividades de Formación Continuada de Atención Primaria cuando sea requerido y al menos, dos veces al año.

c) Remitir a los pacientes sin demoras y enfocados a la consulta subespecializada adecuada cuando sea preciso:

Objetivos:

—Reducir el número de consultas subespecializadas innecesarias.

—Reducir el tiempo de demora en la atención hospitalaria.

—Facilitar la atención en consulta hospitalaria remitiendo al paciente correctamente explorado.

Líneas de actuación:

—Utilización de los Protocolos Clínicos de remisión de pacientes a consultas subespecializadas para el tratamiento de las patologías oculares graves más frecuentes.

—Fomentar el tratamiento de la patología oftalmológica crónica en las consultas de Oftalmología General.

—Instaurar la posibilidad de remitir a los pacientes a las consultas subespecializadas directamente por el profesional a través de DIRAYA sin necesidad de pasar por Atención al Usuario aunque el traspaso sea desde el Hospital La Línea al Punta Europa o viceversa.

Proyectos estratégicos:

—Elaboración de los Protocolos Clínicos de remisión de pacientes al Hospital para el tratamiento de las patologías oculares graves más frecuentes, por parte de los médicos responsables de cada consulta subespecializada, con el consenso del resto de la plantilla.

—Implantación de un plan de Formación Continuada en la Unidad, que facilite el tratamiento de patología crónica en las consultas de Oftalmología General.

—Formacion de todo el personal facultativo en el manejo del DIRAYA en consulta no sólo para elaborar la Historia Clínica sino también para poder darle cita directamente con la consulta subespecializada que sea precisa.

d) Mejorar la distribución y competencias de los recursos humanos:

Objetivos:

—Formar un grupo de enfermería/aux. medicina con preparación específica para la consulta de Oftalmología.

—Distribuir las consultas equitativamente entre los facultativos de la plantilla.

Líneas de actuación:

—Organizar el nuevo plan de consultas de Oftalmología en toda la UGC

Proyectos estratégicos:

—Programar las consultas semanales necesarias para responder al decreto 96/2004 de 9 de marzo, que establece la garantía de plazo de respuesta en procesos asistenciales, primeras consultas de asistencia especializada y procedimientos diagnósticos en el SSPA.

—Implantación en todas las consultas del DIRAYA tanto a la hora de elaborar las Historias Clínicas como a la hora de citar al paciente en una consulta de subespecialidad o prueba diagnóstica (OCT, Campo Visual, AFG...)

Expectativas de los involucrados en el proceso:

Pacientes:

—Recibir comunicación e información correcta y adecuada en tiempo y forma.

—Percibir seguridad en el profesional que le atiende.

—Ser atendido con la máxima celeridad posible.

—Sentir dignidad en el trato suministrado.

—Tener intimidad en la información relacionada con su estado.

Familiares:

—Recibir comunicación e información correcta y adecuada en tiempo y forma.

—Percibir seguridad en el profesional que atiende al paciente.

Oftalmólogos en Consultas de Oftalmología General:

—Que todos los pacientes tengan asignado el tiempo adecuado para una atención correcta.

—Que el paciente sea remitido desde por su MAP con un criterio ajustado a los Protocolos consensuados con Atención Primaria.

—Que el paciente se sienta confortable en la Sala de Espera y tenga el menor tiempo de demora posible para ser citado.

—Que la gestión de la "Lista de espera Quirúrgica" sea la óptima.

Oftalmólogos en las consultas hospitalarias subespecializadas:

—Que los pacientes vengan remitidos según los protocolos establecidos.

—Que los pacientes estén bien historiados y explorados en las consultas de Oftalmología General.

—Que el paciente se sienta confortable en la Sala de Espera y tenga el menor tiempo de demora posible para ser citado.

—Que la gestión de la "Lista de espera Quirúrgica" sea la óptima.

Personal de Enfermería/Aux Enfermería:

—Lograr un desarrollo elevado de las competencias profesionales.

—Incrementar el nivel de la Carrera Profesional.

—Realizar una labor asistencial de contenido muy específico.

—Obtener una formación adecuada y continuada.

—Conseguir una permanencia fija en el puesto de trabajo.

—Formar un equipo integrado, coherente y colaborador con los oftalmólogos.

Oftalmología Subespecializada

Misión:

Proporcionar a los pacientes de la Unidad de Gestión, tanto citados de forma programada como atendidos en el Servicio de Urgencias, los mejores medios humanos y técnicos y una organización eficiente para el diagnóstico y tratamiento de la patología oftalmológica severa.

Alcance del proceso:

Inicio:

—Pacientes derivados desde las consultas de Oftalmología General.

—Pacientes derivados de la consulta de Oftalmología de Urgencias.

Fin:

—Alta definitiva del paciente tras el tratamiento médico o quirúrgico.

Ejes estratégicos:

a) Mejorar la eficiencia y el rendimiento. Consultas de alta resolución:

Objetivos:

—Realización de una exploración oftalmológica completa y en los casos de consultas de alta resolución, las exploraciones complementarias (angiografía fluoresceínica, OCT...) en el mismo día.

—Establecer un número de pacientes que puedan ser atendidos de forma correcta en el tiempo asignado de consulta.

—Reducir el número de revisiones inadecuadas, permitiendo aumentar el tiempo disponible para primeras consultas y por tanto reduciendo la demora de las mismas.

—Información adecuada a todos los pacientes.

Líneas de actuación:

—Fomentar el seguimiento de Protocolos Clínicos actualizados o aprobados por Sociedades Científicas para el tratamiento y seguimiento de las patologías más frecuentes.

—Incluir en lista de espera a los pacientes que precisen cirugía y si es posible asignar fecha a la misma.

—Emisión de un informe para el paciente y su Médico de Atención Primaria al alta de la consulta.

Proyectos estratégicos:

—Organizar consultas de alta resolución en patología de muy alta prevalencia y con protocolos implantados de seguimiento y tratamiento para evitar recitaciones innecesarias.

—Elaboración de los Protocolos Clínicos o implantación de Protocolos aprobados por Sociedades Científicas, de forma consensuada por los miembros de la Unidad. Estos protocolos deben ser reevaluados cada 6 meses o antes si la situación lo requiere.

—Discusión de los protocolos con otros Servicios y Unidades del Hospital que puedan estar involucrados.

—Reelaborar el procedimiento para la inclusión en lista de espera quirúrgica de los pacientes que lo precisen y en casos de patología severa, asignación el día de la consulta, de una fecha de cirugía.

b) Lograr una correcta coordinación de las consultas de Oftalmología subespecializada con las de Oftalmología General que redunde en una remisión adecuada de los pacientes.

Objetivos:

—Reducir el número de consultas subespecializadas innecesarias.

—Reducir el tiempo de demora en la atención.

—Facilitar la atención en consulta subespecializada remitiendo al paciente desde la consulta de Oftalmología General correctamente explorado.

Líneas de actuación:

—Fomentar en las consultas de Oftalmología General la utilización de los Protocolos Clínicos de remisión de pacientes a consultas subespecializadas para el tratamiento de las patologías oculares graves más frecuentes.

—Fomentar el tratamiento de la patología oftalmológica crónica en la consulta de Oftalmología General

—Utilizacion del DIRAYA para la citación de los pacientes en consulta subespecializada desde la consulta de Oftalmología General.

Proyectos estratégicos:

—Elaboración por parte de los médicos responsables de cada consulta subespecializada, de los Protocolos Clínicos de remisión de pacientes para el tratamiento de las patologías oculares graves más frecuentes, con el consenso del resto de la plantilla.

—Implantación de un plan de Formación Continuada en la Unidad, que facilite el tratamiento de patología crónica en la consulta de Oftalmología General.

—Los médicos responsables de cada consulta subespecializada pondrán al día al resto de los miembros del equipo y a los MIR de los protocolos y las pautas de actuación más novedosos en la patología de su incumbencia.

c) Reorganización de las consultas subespecializadas optimizando la distribución y competencias de los recursos humanos.

Objetivo:

—Que toda la organización de la plantilla y del trabajo sea para conseguir el mayor grado de especialización, determinado por las características propias de las distintas Áreas Asistenciales y atendiendo a criterios de competencias, conocimientos, habilidades y aptitudes. Todo ello sin detrimento de una sólida formación oftalmológica básica.

Líneas de actuación:

—Establecer el Mapa de Competencias de cada Consulta subespecializada, definiendo los puestos de trabajo por las necesidades de la demanda asistencial, conocimientos, destrezas, aptitudes y experiencia.

—Agrupar según criterios de conocimientos, aptitudes y destrezas, las distintas consultas especializadas a fin de crear Grupos que engloben la mayor parte de subespecialidades afines. Existiendo interrelación entre los equipos de cada consulta especializada de forma que la Unidad tenga miembros con polivalencia.

Proyectos estratégicos:

—Evaluar el funcionamiento y, si es preciso, reorganización de las consultas de las distintas subespecialidades.

Atención de urgencias oftalmológicas.

Objetivos:

—Proporcionar a los pacientes con patología ocular urgente una atención de la máxima calidad y con la menor demora posible.

—Minimizar la influencia de esta atención en la actividad programada.

—Colaborar eficazmente con la Coordinación de Transplantes.

Líneas de actuación:

—Mejorar la coordinación con el personal del Servicio de Urgencias y Emergencias y fomentar la Formación Continuada de los mismos en urgencias oftalmológicas.

—Mantener protocolos actualizados de Donación de Tejidos Oculares en coordinación con la Coordinación de Transplantesl.

Proyectos estratégicos:

—Siguiendo las directrices de la Comisión Nacional de la especialidad, garantizar que los MIR cumplen el número mínimo estipulado de guardias de la especialidad.

—Fomentar la atención de urgencias matutinas por los MIR, en turnos equitativos, bajo la supervisión de un especialista y sin desprogramar consultas.

—Participar en las sesiones de Formación Continuada del Servicio de

Urgencias y Emergencias o en caso necesario organizar sesiones conjuntas con el citado Servicio.

—Actualizar los protocolos de donación de tejidos oculares al menos una vez al año o cuando por cualquier causa sea necesario (cambios legales, científicos...).

Expectativas de los involucrados en el proceso:

Pacientes:

—Recibir comunicación e información correcta y adecuada en tiempo y forma.

—Percibir seguridad y alto nivel formativo en el profesional que le atiende.

—Ser atendido con la máxima celeridad posible.

—Sentir dignidad en el trato suministrado.

—Tener intimidad en la información relacionada con su estado.

Familiares:

—Recibir comunicación e información correcta y adecuada en tiempo.

—Percibir seguridad en el profesional que atiende al paciente.

Oftalmólogos:

—Que los pacientes vengan remitidos según los protocolos establecidos. Ello contribuirá a disminuir las consultas innecesarias.

—Que los pacientes estén bien historiados y explorados en las consultas de Oftalmología General.

—Que el paciente se sienta confortable en la Sala de Espera y tenga el menor tiempo de demora posible para ser citado.

—Que la gestión de la "Lista de espera Quirúrgica" sea la óptima.

Personal de Enfermería:

—Lograr un desarrollo elevado de las competencias profesionales.

—Incrementar el nivel de la Carrera Profesional.

—Realizar una labor asistencial de contenido muy específico.

—Obtener una formación adecuada y continuada.

—Formar un equipo integrado, coherente y colaborador con los oftalmólogos.

Actividad Quirúrgica

Misión:

Proporcionar un tratamiento quirúrgico adecuado y seguro con el fin de mejorar o restablecer la salud ocular del paciente evitando, en la medida de lo posible, el ingreso hospitalario.

Alcance:

Inicio:

—Inclusión en lista de espera quirúrgica.

—Servicio de Urgencias

Fin:

—Alta posquirúrgica.

Ejes estratégicos:

a) Mejora de las técnicas quirúrgicas.

b) Disminución de la morbilidad atribuida a la cirugía.

c) Mejorar el rendimiento del quirófano.

d) Potenciar la cirugía mayor ambulatoria.

e) Cumplimiento de los presupuestos en Capítulo II.

a) Mejora de las técnicas quirúrgicas:

Objetivo:

—Creación de Grupos de Trabajo con dedicación preferente a especialidades oftalmológicas quirúrgicas afines (cirugía de vítreo-retina, Glaucoma, cataratas, reconstrucción de la superficie ocular...). En estos grupos deben integrarse cirujanos de la Unidad, personal de Enfermería, Auxiliar y celadores con especial dedicación al quirófano de Oftalmología.

—Elaboración de protocolos específicos por subespecialidades que contemplen tanto el preoperatorio como el intra y el postoperatorio.

Líneas de actuación:

—Promover la distribución del trabajo con criterios de especialización.

—Creación de Grupos de Trabajo en base a la afinidad de conocimientos, destrezas y aptitudes necesarias para las distintas especialidades quirúrgicas oftalmológicas.

—Establecer, de manera consensuada con la Dirección-Gerencia del Hospital, los mecanismos de compensación necesarios para mitigar las diferencias entre el trabajo de los diferentes Grupos.

—Dotar de los recursos materiales necesarios para la práctica de la cirugía ocular con la mayor especialización.

Proyectos estratégicos:

—Elaborar los perfiles en cuanto a conocimientos, destrezas y aptitudes necesarias para el ejercicio de la cirugía oftálmica en los diferentes Grupos de especialidades quirúrgicas.

—Establecer el número mínimo y óptimo de especialistas en cada Grupo.

—Asignar a los oftalmólogos a los diferentes Grupos, según sus afinidades, conocimientos, destrezas, aptitudes y experiencia.

—Consensuar con la Dirección de Enfermería un número mínimo de Enfermeros/as necesarios para el quirófano de oftalmología y asegurar la formación específica de todos los profesionales involucrados en dichos quirófanos.

—Actualizar los protocolos de actuación de cada subespecialidad.

—Realizar un listado de necesidades de recursos materiales y establecer un cronograma de adquisición por prioridades.

—Fomentar la incorporación de las nuevas técnicas a la cartera de servicios del Hospital, garantizando una atención de máximo nivel a la población atendida.

—Fomentar la colaboración con otros Servicios y Unidades del Hospital para la realización de técnicas quirúrgicas que lo requieran (cirugía de vías lagrimales con ORL, patología orbitaria con Máxilo-facial....).

—Homogeneizar lo máximo posible los equipos, material fungible y lentes intraoculares en los quirófanos de los 2 Hospitales del AGS, eligiendo los productos que ofrezcan mayor calidad.

b) Disminución de la morbilidad atribuida a la cirugía.

Objetivo:

—Reducir el número de complicaciones intra y postoperatorias.

Líneas de actuación:

—Sobre la preparación previa del paciente.

—Sobre las maniobras de esterilización, asepsia y anestesia locorregional (en las competencias del cirujano).

—Sobre las técnicas quirúrgicas.

—Sobre el postoperatorio.

Proyectos estratégicos:

—En cooperación con el Servicio de Anestesiología actualizar la "Historia electrónica de Valoración Preoperatoria" con sistemas de alarma para la detección, registro y notificación de alergias, reacciones adversas a fármacos, tratamientos actuales, intervenciones previas y complicaciones.

—Garantizar la correcta aplicación de los protocolos de ayuno preoperatorio, los protocolos de antiagregación/ anticoagulación, ansiolisis, y el manejo del paciente diabético que aconseje el Servicio de Anestesiología.

—Seguimiento de un protocolo de doble control ("check list") para garantizar la correcta identificación del paciente, la cumplimentación de los consentimientos informados, la existencia de una biometría correcta etc.

—Actualizar de forma periódica y consensuada por todos los cirujanos de la Unidad y el personal de Enfermería y Auxiliar de los protocolos de prevención de la infección tras la cirugía ocular.

—Dotar en todos los quirófanos del óptimo instrumental necesario para la realización de la cirugía oftalmológica.

—Establecer un protocolo de Alta tras la Cirugía Mayor Ambulatoria consensuado con el Servicio de Anestesiología.

—Crear un "Registro de Complicaciones Intra y/o Postopertaorias atribuidas a la cirugía".

—Promover objetivos de calidad específicos de disminución de morbilidad atribuida a la cirugía, tales como la disminución de la tasa de endoftalmitis, luxación de fragmentos de cristalino al vítreo, recidivas en desprendimientos de retina etc.

c) Mejorar el rendimiento del quirófano:

Objetivo:

—Disminuir las suspensiones quirúrgicas.

—Incrementar la actividad quirúrgica.

Líneas de actuación:

—Mejorar la programación quirúrgica.

—Aumentar el horario de funcionamiento de los quirófanos.

—Abrir quirófanos de tarde (si las circunstancias lo requieren y en coordinación con la Dirección Gerencia).

<u>Proyectos estratégicos:</u>

—Elaboración de un baremo de complejidad quirúrgica, para uso interno de la Unidad, que facilite la programación equitativa de los quirófanos y que incluya las técnicas quirúrgicas habituales. (Ejemplo: Catarata: 1 punto; Trabeculectomía: 2, 5 puntos… Todos los quirófanos deberían programarse para al menos 6 puntos).

—Establecer las necesidades de quirófano de cada subespecialidad quirúrgica con el fin de gestionar eficazmente la lista de espera quirúrgica y en función de estas establecer un día estable de quirófano para cada cirujano o equipo quirúrgico.

—Redefinir los puestos de trabajo en cuanto a número, funciones, flujo de trabajo y cronogramas de enfermeras/os, auxiliares de enfermería, celadores y personal de limpieza, al objeto de disminuir el tiempo de espera entre intervenciones quirúrgicas y según las peculiaridades de las diferentes ubicaciones de los quirófanos.

—Revisión de los circuitos de circulación de pacientes desde el Hospital de Día o las plantas de hospitalización al quirófano para disminuir el tiempo entre una intervención quirúrgica y otra.

—Revisión y modificación de los protocolos de "Preparación quirúrgica y monitorización previa a la cirugía" para disminuir el tiempo de inicio de la cirugía.

—Establecer pactos laborales que permitan programar partes quirúrgicos con trabajo de tarde, si es necesario y en coordinación con la Dirección Gerencia.

d) Potenciar la Cirugía Mayor Ambulatoria (CMA):

<u>Objetivo:</u>

—Potenciar de manera consensuada con el Servicio de Anestesia un "Plan Funcional de CMA" que establezca los recursos, circuitos y flujogramas, así como las responsabilidades, funciones y atribuciones de cada miembro.

—Potenciar al máximo la comunicación y el consenso entre el Servicio de Anestesia y la UGC de Oftalmología.

<u>Líneas de actuación:</u>

—Analizar el funcionamiento de las CMA en el AGS en el momento actual y diseñar medidas de mejora en caso de ser necesarias, de forma que el porcentaje de cirugías realizadas de forma ambulatoria pueda ser incrementado (entorno al 95%).

<u>Proyectos estratégicos:</u>

—Mejorar, en caso de ser preciso, el proceso de CMA.

—Integrar y agregar las capacidades entre todos los implicados en el Proceso para conseguir su implantación

e) Cumplimiento de los presupuestos en Capítulo II.

<u>Objetivo:</u>

—Realizar un número mayor de procedimientos que en años anteriores en relación al Presupuesto disponible.

Líneas de actuación:

—Definir un grupo de personas responsables de la negociación con los proveedores de los aspectos económicos del material fungible utilizado en los quirófanos de Oftalmología. Sería deseable que formara parte de él el Director del Bloque Quirúrgico, algún miembro de la Dirección Económica del Hospital y de la Plataforma Provincial de Compras. Este fungible representa, junto al gasto farmacéutico, la mayor parte del gasto en Capítulo II de la Unidad.

Proyectos estratégicos:

—Negociar con la industria y los proveedores el precio de todos y cada uno de los materiales fungibles que se utilizan en los quirófanos y se compran de forma Directa para conseguir un ahorro económico sin empeorar la calidad.

—Lograr que en próximos Concursos Públicos, la Plataforma Provincial incluya la compra de un "pack" unitario para la cirugía de cataratas, otro para la vitrectomía y un tercero para cirugía ocular menor.

—Reestructuración de la docencia

Objetivos generales:

Los objetivos docentes están encaminados a:

—Formación continuada de los miembros de la Unidad de Gestión Clínica de Oftalmología y del resto de profesionales que intervengan en la misma.

—Desarrollo de los programas docentes de los MIR según el programa vigente de formación de Oftalmología

Son consideradas líneas preferentes de docencia:

—Formación en metodología quirúrgica: conocimiento del Área quirúrgica y de los hábitos generales de conducta en la misma, del instrumental, su manejo y su cuidado, del aparataje y mobiliario cotidiano implicado y el desarrollo tutelado de habilidades quirúrgicas concretas.

—Formación en bioética y habilidades de relación tanto con el paciente y sus familiares como con el resto del personal implicado en nuestra actividad (comunicación, información).

—Formación en gestión clínica (familiarización con conceptos como CMBD, CIE-9, GRD, case mix, indicadores asistenciales y de calidad, etc.).

Programa de formación continuada y desarrollo profesional

Los programas de formación de los profesionales de la Unidad están diseñados en función de las necesidades detectadas en la evaluación del desempeño de las actividades de los miembros de la misma, y de acuerdo con los mapas de competencias y directrices sanitarias.

Se estimulará especialmente:

—La interacción formal e informal entre los diferentes profesionales de la Unidad.

—La participación de otras Unidades y Servicios del Hospital.

—La participación de enfermería y aux. de enfermería

Programas de Docencia

Programa postrado:

Programa de Formación MIR

El programa MIR ha contribuido de forma decisiva a la mejora de la calidad asistencial en nuestro país. Contar con un programa MIR potente supone indiscutiblemente un indicador de calidad y prestigio para un hospital.

La mejora de la calidad de los programas de formación MIR debe ser un objetivo prioritario para alcanzar la excelencia docente es imprescindible el compromiso de los profesionales en el programa de formación.

Los objetivos concretos de este programa son los siguientes:

—Mantener el programa de acogida y de formación de los Residentes de Oftalmología, de acuerdo con los criterios de la Comisión de Docencia y los de la Comisión Nacional de Oftalmología.

—Desarrollar las competencias, habilidades y actitudes específicas de la Oftalmología. Evaluar sus resultados y proponer medidas de mejora.

Participación en la Comisión de Docencia

El Tutor del programa docente MIR de Oftalmología será miembro de esta

Comisión y participará activamente en las sesiones y debates que se propongan. Se responsabilizará de llevar a cabo las recomendaciones y acciones de mejora propuestas por esta Comisión.

El Director de la Unidad de Gestión Clínica de Oftalmología colaborará con la Jefatura de Estudios siempre que se le requiera.

Formación MIR

Misión:

—La formación de especialistas en Oftalmología de los MIR de la especialidad pertenecientes a la Unidad

—La formación en los campos específicos de los MIR de otras especialidades cuyo programa de formación incluye rotaciones por Oftalmología (Médicos de familia etc.).

—Estimular el contacto de los MIR con la investigación en Oftalmología.

Ejes estratégicos:

Liderazgo y tutores:

Objetivos:

—Elección del líder responsable de la docencia MIR

Líneas de actuación:

—Determinar los conocimientos, habilidades, aptitudes y experiencia para desempeñar el cargo de Tutor MIR.

—Establecer un programa acorde a los ejes estratégicos docentes de la Unidad de Gestión Clínica.

Proyectos estratégicos:

—Convocar el puesto de Tutor Principal entre los médicos de la Unidad.

—Dotar de los necesarios recursos humanos, materiales y administrativos.

—Establecer un Programa de valoración del grado de competencia y satisfacción del MIR, así como de propuestas de mejora y sugerencias.

—Convocar el puesto de "Tutor por año" entre todos los especialistas de la Unidad de Gestión Clínica.

—Empleo óptimo de los recursos formativos:

Proyectos estratégicos:

—Adaptar el plan de formación actual al europeo y al recomendado por la Comisión Nacional de la Especialidad de Oftalmología.

—Establecer un Cronograma de rotaciones.

—Proyectar la rotación de los MIR por Hospitales de la Comunidad, resto de España y extranjero.

Líneas de actuación:

—Usar las nuevas tecnologías como vehículo para todos temas del Programa Teórico de la especialidad.

—Emplearlas para temas específicos de actualización diferentes a los del Programa.

—Exponer en la red las Sesiones Clínicas de la Unidad de Gestión Clínica.

—Exponer y discutir los resultados de los Proyectos de Investigación.

Proyectos estratégicos:

—Creación de una página Web específica.

—Búsqueda de financiación para la elaboración y mantenimiento de la página Web.

—Mantener una sesión semanal bibliográfica.

—Realizar un proyecto de mejora asistencial de cada rotación.

—Dictar una sesión clínica mensual (cada MIR).

Formación no MIR:

Formación continuada:

Objetivo:

—Garantizar la puesta al día de todos los profesionales de la Unidad de Gestión Clínica de Oftalmología (FEA, MIR, personal de Enfermería, personal Auxiliar) en los avances de la Especialidad, para alcanzar la excelencia en el desempeño de sus tareas.

Líneas de actuación:

—Poner en marcha un Programa de Formación Continuada en la Unidad.

—Iniciar el proceso de Acreditación de la UGC por la Agencia de Calidad Sanitaria de Andalucía.

Proyectos Estratégicos:

—Elaborar un calendario de sesiones clínicas al principio de cada curso que se impartirán por los profesionales de la Unidad de Gestión Clínica.

—Invitar a participar en el Programa (como ponentes o asistentes), a oftalmólogos con práctica exclusivamente privada, a ópticos/optometristas, alumnos de Medicina, Enfermería etc.

—Realizar los trámites necesarios para lograr el reconocimiento del Programa o Programas por parte de la Agencia Andaluza de Evaluación.

Formación de subespecialistas:

Aunque cada vez cobran más prestigio los incipientes programas de formación subespecializada en Oftalmología en España, no tienen un reconocimiento oficial por parte del Ministerio.

Es probable, a tenor de lo que ha ocurrido en los países de nuestro entorno y debido a los esfuerzos de algunas importantes Sociedades Científicas, que en los próximos años se obtenga el reconocimiento oficial de las mismas.

Por ello, la Unidad de Gestión Clínica de Oftalmología debe estar preparada para, si llega el caso, cumplir los requisitos exigidos por el Ministerio de Sanidad para ser acreditada como un centro de formación de subespecialistas en Oftalmología. Para ello:

—Se debe consolidar el sistema de atención subespecializada en la Unidad coexistiendo con una sólida formación general que permita una cierta polivalencia de los profesionales.

—Prestigiar el Programa de formación de MIR, para que la Unidad de Gestión Clínica sea reconocida como un organismo docente de excelencia en Oftalmología.

—Potenciar la investigación clínica para fomentar una atención clínica de excelencia y aumentar el prestigio de la Unidad.

—Gestión de la investigación e innovación

Objetivos generales

—Establecer las líneas de Investigación Clínica de la Unidad de Gestión Clínica, los recursos propios y dentro del marco de la actividad clínica.

—Asignar los responsables de cada Línea y los componentes equipo investigador.

—Realizar Ensayos Clínicos financiados en la Unidad.

—La integración de la Unidad en los Proyectos Hospitalarios de Investigación con interés para la Oftalmología.

—La integración del Grupo de investigación De la Unidad en las Redes y Grupos de Trabajo Nacionales de Investigación con interés para la Oftalmología.

—Divulgación de los resultados obtenidos en las diferentes Líneas de Investigación.

—Que la mayor parte de los médicos del Servicio consigan el Grado Académico de Doctor, como inicio de su actividad investigadora y para facilitar la obtención de financiación del Grupo de Investigación.

Actuación en Investigación

Justificación:

La fuerte carga de trabajo y la necesidad de lograr unos objetivos asistenciales cada vez más exigentes, hacen difícil llevar a cabo una labor investigadora adecuada en el contexto de la Sanidad Pública española.

Sin embargo, el SAS consciente de que la Investigación es un instrumento de progreso para la Sanidad Pública, que redunda en una atención clínica actualizada, más eficiente y acorde a los más modernos protocolos, ha decidido impulsarla en los centros que gestiona. Un ejemplo es la reciente creación de una Red de Fundaciones Gestoras de la Investigación en Salud vinculada a los Hospitales de la Red Pública de Andalucía.

Sin embargo, hacer investigación no se improvisa. Requiere tiempo, aprendizaje, una conciencia clara de los recursos humanos y materiales del grupo investigador y una estrategia eficaz para la captación de fondos.

De llevarse a cabo este cambio, redundará en una atención de mayor calidad a los pacientes, un uso más juicioso de los recursos disponibles, un mayor prestigio para el AGS y una satisfacción personal para todos los profesionales involucrados.

Análisis DAFO:

Debilidades:

—Falta de participación de la mayoría de los profesionales de la Unidad de Gestión Clínica en tareas de investigación con integración en líneas multidisciplinares.

—Escaso número de proyectos de investigación integrados en redes establecidas autonómicas y/o estatales.

—En general, la difusión de los resultados de investigación es en medios de poco o nulo impacto.

—Escasa relación entre los investigadores básicos de las Universidades, Institutos y Centros de Investigación con los profesionales de la Sanidad Pública.

—La ausencia de incentivos a la investigación en el contexto de la Sanidad Pública.

Amenazas:

—La designación de un Director de Unidad de Gestión que no apueste por la investigación, no sólo clínica sino básica.

—La competencia cada vez mayor por participar en proyectos multidisciplinarios autonómicos y/o nacionales.

—La dificultad cada vez mayor para publicar los resultados en revistas y/o Congresos de impacto.

—La actual crisis económica que supone un recorte en la financiación de la investigación, especialmente en las líneas con bajo rendimiento a corto plazo.

—La sobrecarga asistencial, que hace difícil la dedicación de los profesionales a la investigación.

Fortalezas:

—La gran capacidad y formación de la plantilla de la UGC para elaborar estudios clínicos con interés científico.

Oportunidades:

—La designación de un responsable de la Unidad de Gestión que establezca un Plan de Gestión consensuado con la Dirección y la Unidad de Gestión, que desarrolle una política de personal según criterios de eficiencia y equidad, que establezca un Plan de Calidad Integral, que potencie la investigación y que consiga para la Unidad y el SAS las cotas de reconocimiento por su excelencia en la labor asistencial, docente y de investigación.

—La existencia de una plantilla con una sólida formación clínica y con un grupo suficiente de profesionales jóvenes y MIR.

—La política del SAS y de la Dirección del Hospital favorable al impulso de la investigación en Andalucía.

Ejes estratégicos:

a) Crear un Grupo de Investigación en la Unidad de Oftalmología.

b) Fomentar la investigación clínica de la Unidad. Ensayos clínicos.

c) Colaboración en las líneas de Investigación del AGSl.

d) Integración en las Redes Nacionales de Investigación.

e) Difusión de los resultados y transferencia de tecnología.

f) Tesis Doctorales.

a) Crear un Grupo de Investigación en la Unidad de Oftalmología:

Líneas de actuación:

—Incluir a todos los componentes de la Unidad Clínica (médicos, MIR, Enfermeras/os...) con interés y formación en investigación la participación como miembros del Grupo.

—Promover el conocimiento de la Gestión de la Investigación.

—Comprometer a los miembros de la Unidad en acciones de investigación.

—Captación de recursos asistenciales, materiales y administrativos.

—Facilitar la búsqueda y obtención de recursos financieros.

—Facilitar el contacto y colaboración con Grupos de Trabajo y Redes de Investigación nacionales e internacionales.

—Conseguir la participación del Servicio en Proyectos de Investigación nacionales y/o internacionales patrocinados por organismos oficiales y/o la industria.

—Facilitar la difusión de los resultados mediante publicaciones en revistas, Comunicaciones y Ponencias en Congresos.

—Conseguir la participación del Servicio en la elaboración de "Consensos "y/o "Guías Clínicas".

Proyectos estratégicos:

—Organización de Cursos de Formación en investigación.

—Dar a conocer su existencia a todo el Hospital.

—Dar a conocer la existencia del Grupo de Investigación posibles Grupos y Redes nacionales y/o internacionales investigación.

—Establecer convenios de colaboración con los Grupos investigación.

—Solicitar ayudas de Convocatorias competitivas públicas para los diferentes proyectos.

—Solicitar ayudas en el marco I+D+i.

—Solicitar ayudas económicas a la industria.

—Promover la visita de los miembros del Grupo a instituciones de reconocido prestigio en la Investigación Oftalmología.

b) Fomentar la investigación clínica de la Unidad. Ensayos clínicos:

Objetivos:

—Establecer las líneas de Investigación Clínica de la Unidad, los recursos propios y dentro del marco de la actividad clínica.

—Asignar los responsables de cada Línea y los componentes del equipo investigador.

—Realizar Ensayos Clínicos financiados en la Unidad.

Líneas de actuación:

—Evaluar las líneas de investigación existentes en la Unidad desde el punto de vista de la eficiencia y la rentabilidad.

—Descartar las menos rentables.

—Efectuar un plan de mejora para las ya existentes

—Proponer nuevas líneas de Investigación Clínica.

—Crear una estructura para la realización de Ensayos Clínicos que resulte atractiva a la Industria farmacéutica.

—Realizar un reclutamiento de pacientes en los Ensayos Clínicos.

Proyectos estratégicos:

—Presentar por escrito un Plan de Desarrollo de cada línea de Investigación Clínica.

—Captación de recursos humanos, asistenciales y administrativos.

—Captación de recursos financieros.

—Captación de Ensayos Clínicos financiados por la industria farmacéutica.

c) Colaboración en las líneas de Investigación del AGS:

Objetivo:

—La integración de la Unidad en los Proyectos Hospitalarios de Investigación con interés para la Oftalmología.

Líneas de actuación:

—Colaboración con los equipos de investigación hospitalarios en los Proyectos con intereses comunes a los del Servicio.

Proyectos estratégicos:

—Establecer un Sistema de Información para conocer todos los Proyectos de Investigación del Hospital.

—Presentar a todos los grupos de Investigación del Hospital las líneas de investigación de la Unidad y sus resultados y ofrecerlas en colaboración.

—Solicitar todas las ayudas posibles a las diferentes Instituciones Autonómicas y Nacionales

d) Integración en las Redes Nacionales de Investigación:

Objetivo:

—La integración del Grupo de investigación De la Unidad en las Redes y Grupos de Trabajo Nacionales de Investigación con interés para la Oftalmología.

Líneas de actuación:

—Colaboración con los equipos de investigación nacionales en los Proyectos con intereses comunes a los del Grupo.

Proyectos estratégicos:

—Establecer un Sistema de Información para conocer todos los Proyectos de Investigación Nacionales con interés para la Unidad de Oftalmología.

—Presentar a todos los grupos de Investigación las líneas del Servicio y ofrecerlas en colaboración.

—Participar en los Proyectos de Investigación.

e) Difusión de los resultados y transferencia de tecnología:

Objetivo:

—Divulgación de los resultados obtenidos en las diferentes Líneas de Investigación.

Líneas de actuación:

—Contactar con la comunidad investigadora con intereses comunes a los de la Unidad para intercambiar información.

—Determinar los medios más idóneos para la divulgación de los resultados, teniendo en cuenta su impacto y difusión.

—En caso de ser posible, patentar los resultados de la Investigación y transferirlos a la industria.

Proyectos estratégicos:

—El incremento en el número de publicaciones en revistas internacionales y nacionales con importante "índice de impacto".

—El incremento en el número de "comunicaciones" presentadas en Congresos Internacionales.

—El incremento de la presencia de miembros de la Unidad como "Ponentes oficiales" en Congresos y/o Reuniones de impacto.

—La participación como Ponentes en "Conferencias de Consenso" y "Grupos Específicos de Trabajo".

f) Tesis Doctorales:

<u>Objetivo:</u>

—Que la mayor parte de los médicos del Servicio consigan el Grado Académico de Doctor, como inicio de su actividad investigadora y para facilitar la obtención de financiación del Grupo de Investigación.

<u>Líneas de actuación:</u>

—Emplear las líneas de investigación activas para la realización del trabajo de Tesis.

<u>Proyectos estratégicos:</u>

—Establecer las relaciones necesarias con el Departamento de Oftalmología de la Universidad de Cádiz o Málaga para facilitar la realización de Tesis Doctorales.

—Determinar las condiciones del desarrollo del trabajo para la consecución de la Tesis.

—Ofertar a todos los miembros de la Unidad la posibilidad de hacer la Tesis Doctor.

Actuación en Innovación

La consulta de información y el intercambio de experiencias y conocimiento entre profesionales de la sanidad es fundamental. Ahora se facilita la tarea a través de los recursos que ofrecen las nuevas tecnologías de la información.

El Sistema Sanitario Público de Andalucía cuenta con una importante herramienta para promover y desarrollar las prácticas innovadoras que habrá que introducir en la rutina de trabajo de la Unidad de Gestión.

Se trata del "Banco de Prácticas Innovadoras del Sistema Sanitario Público de Andalucía" (http://www.saludinnova.com/pages/que_es/).

El objetivo del Banco de Prácticas Innovadoras es promover y fomentar la innovación en el Sistema Sanitario Público de Andalucía mediante la identificación de acciones innovadores que se lleven a cabo en el mismo y su difusión al resto del sistema.

Estrategia de innovación

La Dirección General de Calidad, Investigación, Desarrollo e Innovación, promueve uno de los procesos estratégicos que describe el II Plan de Calidad del SSPA: la innovación y modernización del sistema, con el objetivo de generar mayores niveles de salud, bienestar y progreso económico para Andalucía. Este objetivo se concreta en tres líneas estratégicas.

Innovación en la relación con la ciudadanía

—La conformación de un nuevo papel y un mayor nivel de exigencia sobre los servicios públicos hacen que la interactividad con la ciudadanía a través de múltiples canales, la proactividad del sistema (especialmente en el ámbito de la promoción y la prevención), y la personalización del servicio sean pasos imprescindibles a dar como elemento de acercamiento al ciudadano.

Innovación en el desempeño profesional mediante el uso de tecnologías de la información y la comunicación

—El conocimiento acumulado en el sistema sanitario sobre las necesidades de nuevos sistemas de información para apoyar la práctica clínica y los distintos ámbitos de gestión, unido al impresionante desarrollo de las tecnologías de la información y la comunicación (TIC) permiten la conversión de este conocimiento acumulado en nuevas y potentes herramientas tecnológicas que faciliten y apoyen el desempeño de las y los profesionales del SSPA.

Innovación organizativa

—El aprendizaje continuo que se produce en un sistema complejo de continuas interacciones como es el sistema sanitario público (en el caso de Andalucía con más de 90.000 profesionales y 8 millones de usuarios) permite su transformación en formas más eficientes de organizarse.

El Banco de Prácticas Innovadoras, en su propósito de fomentar la innovación y dinamizar su difusión, ha creado una red de profesionales presentes en los diferentes centros y organismos del SSPA (Agente Sanitario de Innovación: "ASI") que contribuirán a acercar el Banco a los profesionales de cada centro.

Desde el Banco de Prácticas Innovadoras se impulsa la colaboración con estos representantes de cada uno de los centros, de modo que estos ASI ayuden in situ, coordinados por el Banco de Prácticas Innovadoras, a asesorar en el proceso de innovación a profesionales y grupos de profesionales que requieran de metodología y recursos para la generación, reconocimiento y diseminación de las mejores ideas y prácticas innovadoras.

—Gestión del conocimiento

El conocimiento constituye un factor clave para conseguir una Unidad de Gestión capaz de mejorar continuamente el servicio que ofrece a la ciudadanía.

Saber gestionarlo y ponerlo al servicio de un mejor cumplimiento de su misión y de hacer realidad su visión, debe ser nuestro reto.

El servicio público está basado en el conocimiento, y cualquier medida que optimice su gestión permitirá ofrecer un mejor servicio al ciudadano ya que una adecuada gestión del mismo favorecerá el mantenimiento de una dinámica de mejora permanente.

El conocimiento debe traducirse en actividad y buen servicio, la finalidad no es saber más, sino aplicar lo que se sabe para una buena realización de las tareas encomendadas. La

Gestión del Conocimiento debe ser un medio para resolver problemas y mejorar continuamente.

Una adecuada Gestión del Conocimiento, adaptada a las peculiaridades propias de la Unidad de Gestión, permitirá transformar el conocimiento individual de sus miembros en un activo para la Unidad de Gestión.

La Gestión del Conocimiento en la Unidad de Gestión será clave para desarrollar competencias profesionales y personales de los individuos que la integran, mejorar el clima laboral e incrementar la calidad de los servicios.

Abordamos el estudio de la Gestión del Conocimiento en el seno de la Unidad distinguiendo cuatro etapas: la entrada, la clasificación, la transferencia y la medición del conocimiento.

1ª: La entrada de conocimiento:

La obtención de conocimiento por parte de una Unidad de Gestión puede producirse de dos formas: vía captación del exterior (adquisición) y mediante generación interna (creación).

<u>Otención desde el exterior o "Adquisición"</u>

—Cursos de formación.

—Las sesiones de intercambios de experiencias, grupos de discusión, comunidades de interés y redes de contactos, son algunas fórmulas válidas para captar conocimiento.

—Las publicaciones y revistas especializadas son una fuente importante de información que también puede ayudar a la adquisición de conocimiento procedente del exterior.

—Las sugerencias y reclamaciones que hacen los ciudadanos.

—Las encuestas de satisfacción sobre la calidad del servicio dirigidas a los ciudadanos son una buena forma de aprender, el ciudadano es uno de nuestros principales maestros.

<u>Obtención desde el interior o "Creación"</u>

—Si hacemos referencia a la entrada de conocimiento vía generación interna de los propios miembros de la Unidad de Gestión, principal fuente de conocimiento de la misma, resulta vital que éstos dispongan de autonomía y capacidad de experimentación, además de mucha flexibilidad de pensamiento.

—El desarrollo de la creatividad, la apertura hacia soluciones nuevas, la valoración del pensamiento crítico, la revalorización del diálogo profesional, el aprendizaje de las mejores prácticas, junto a un liderazgo efectivo que oriente a toda la organización, son requisitos necesarios para que se produzca una captación y generación interna del conocimiento, para que se convierta en una organización capaz de aprender.

2ª: La clasificación del conocimiento:

Esta fase hace referencia a la necesidad de adecuar lo aprendido a las propias necesidades de la Unidad, por lo que habrá que identificar el conocimiento que se necesita captar, es decir, aquel que pueda servir a la Unidad para ser más eficaz.

Para que el conocimiento sea accesible, debe ser almacenado y estructurado de forma que sea posible su reutilización, y, por consiguiente, la transformación del conocimiento individual en conocimiento colectivo. Es necesario promover el proceso por el que las personas explicitan el conocimiento que tienen de manera que sea almacenable.

La clasificación del conocimiento debe hacerse atendiendo a criterios claros y predefinidos que aseguren su localización. A este respecto, las bases de datos accesibles a través de Internet o Intranet son una buena opción para ordenar el conocimiento y hacerlo extensible al resto de los profesionales.

3ª: La transferencia de conocimiento:

Hace referencia a la vía de salida del conocimiento de la Unidad, es decir, la cesión o transferencia del mismo entre los miembros de la misma o al exterior de ellas.

4ª: La medición del conocimiento: modelo de Capital Intelectual Público:

Las personas que trabajan en la Unidad tienen la responsabilidad de la ejecución y el desarrollo de las políticas públicas. Su trabajo resulta indispensable para la prestación de servicios, de forma que el conocimiento generado a partir de sus capacidades y de su experiencia en el desempeño de las actividades encomendadas constituye una parte fundamental del Capital Intelectual Público.

La Gestión del Conocimiento en el Servicio Andaluz de Salud:

Se parte de la base de que la Unidad de Gestión es una organización del conocimiento, y su correcta gestión es una de sus prioridades. Para ello es necesario garantizar la existencia de un sistema de formación que fomente y facilite un constante reciclaje profesional de cara al mantenimiento de la empleabilidad de todos sus profesionales, proporcionando oportunidades para su desarrollo profesional y personal.

Los objetivos diseñados y planteados a corto plazo consisten en el desarrollo de un plan de formación individual, basado en las competencias requeridas.

Para alcanzar la máxima efectividad del derecho de actualizarse en el desempeño de su puesto de trabajo, habrá que facilitar el acceso a la formación continua de todos sus profesionales.

El trabajo en equipo es la forma que puede garantizar la integridad de la práctica asistencial, además de que existen determinadas tareas que no se pueden realizar si no es por la acción conjunta. Esta forma de trabajo agrupado requiere que cada miembro tenga conciencia del objetivo común, de sus funciones y las de sus compañeros de equipo. El equipo de trabajo que forma la Unidad de Gestión está integrado por profesionales de diversas categorías y áreas de conocimiento, que trabajan conjuntamente con arreglo a los principios de autonomía, responsabilidad y participación en la toma de decisiones.

Existe también un estrecho campo de colaboración en el desarrollo de programas de postgrado que contribuyan a reforzar la formación de los especialistas. En este sentido, cabe destacar la Escuela Andaluza de Salud Pública (EASP), creada para la coordinación y desarrollo de la formación, la consultoría, la investigación y la cooperación internacional en los campos de la Salud Pública y la Gestión de Servicios Sanitarios.

La gestión del conocimiento se define como "la aplicación del conocimiento colectivo del conjunto de los miembros de la organización al logro de las metas específicas de la misma".

Conocimiento y aprendizaje deben ir unidos: **el conocimiento es el recurso y el aprendizaje es la capacidad para obtenerlo, crearlo y usarlo.** Ambos son inseparables. Se trata de un concepto que puede aplicarse a las personas (aprendizaje individual), a los equipos (aprendizaje grupal) y a las organizaciones (aprendizaje organizativo). Los dos últimos precisan de herramientas o mecanismos que permitan convertir el conocimiento de las personas y equipos de la empresa en conocimiento colectivo.

A partir de dicha reflexión y, dado que la gestión del conocimiento admite diversos enfoques, consideramos que ha de buscarse una adecuada combinación de los tres siguientes:

—Enfoque Humano.

—Enfoque Tecnológico.

—Enfoque Organizacional.

Ya que, es necesario tener una visión de conjunto de todos los elementos que intervienen en el conocimiento y en el aprendizaje.

Los "Facilitadores del aprendizaje organizacional" cuyas siglas han llevado a bautizarlo como el **Modelo THALEC** son los siguientes:

Tecnologías de la Información y las Comunicaciones (**T**)

Política de Recursos Humanos (**H**)

Ambiente o Clima de Trabajo (**A**)

Liderazgo (**L**)

Estructura o Diseño Organizativo (**E**)

Cultura organizacional (**C**)

El análisis de estos elementos facilitadores va a permitir sugerir y proponer nuevos desarrollos que supongan otras formas de enfocar y entender el aprendizaje organizacional en el seno de la Unidad de Gestión.

A través de una metodología cualitativa, pretendemos descubrir cómo inciden, condicionan o determinan los citados facilitadores del aprendizaje en la Unidad de Gestión de forma que los resultados obtenidos nos permitan identificar las fortalezas y las debilidades de la misma, de cara a convertirse en una organización capaz de aprender.

T: Tecnologías de la Información y las Comunicaciones:

El almacenamiento de la información en formato digital y las herramientas de búsqueda y recuperación de la información almacenada hacen posible disponer de un gran volumen de información, pudiendo ser analizada, actualizada y extraída con gran rapidez y sin necesidad de contar con dosis elevadas de conocimientos técnicos.

Las Nuevas Tecnologías de la Información y la Comunicación (o Infocomunicación o NTIC´s) permiten movilizar en las organizaciones el conocimiento explícito existente en las mismas, favoreciendo así el proceso de aprendizaje organizacional en el seno de la Unidad de Gestión. La teleformación está calando día a día como práctica didáctica, acompañada de multitud de soportes existentes en el mercado (simuladores, CD-Rom, DVD, videoconferencia, etc.).

Pero para hacer frente a la gestión del conocimiento no basta con implantar soluciones tecnológicas, entender cuál es el rol de las TIC´s resulta clave para no cometer un error de concepto. Las TIC's proporcionan el marco, pero no el contenido. El contenido es una cuestión exclusiva de los individuos.

Las características y utilidades que deben incluir las aplicaciones informáticas de una organización basada en el conocimiento son:

—Fáciles de usar.

—Flexibles a las múltiples exigencias de los distintos trabajos existentes en la organización.

—Capaces de almacenar, tratar e interpretar gran cantidad de datos e información en una —especie de memoria a la que todos los miembros de la organización tienen acceso.

—Permitir el ahorro de tiempo en la realización de las tareas.

—Facilitar la comunicación entre todos y con el exterior.

—Favorecer la coordinación y el trabajo en equipo.

H: Política de Recursos Humanos:

Los niveles de desempeño de los empleados y el grado de compromiso con la Unidad de Gestión dependerán de la calidad de las relaciones laborales y humanas. Por tanto, la Política de Recursos Humanos debe orientarse hacia una dirección que propicie el desarrollo del individuo en la organización y la integración de los fines individuales con los organizativos.

Se hace necesario elaborar Políticas de Recursos Humanos orientadas a atraer, desarrollar y retener al Capital Humano con capacidad para generar valor en la organización. Sirvan al respecto algunas recomendaciones:

—El reclutamiento, selección y asignación de puestos debe hacerse teniendo en cuenta la capacidad de aprendizaje de los aspirantes.

—Deben llevarse a cabo programas de acogida para los nuevos o aquellos que cambian de puesto, que sirvan para orientarles acerca de dónde está el conocimiento existente en la organización y cómo adquirirlo.

—Las actividades formativas deben diseñarse de forma que sean oportunidades de aprendizaje interesantes y útiles para los individuos.

—El desarrollo profesional de los individuos debe basarse en el cumplimiento de niveles de conocimientos, habilidades, actitudes y experiencias.

—Las remuneraciones otorgadas a los individuos deben recompensar la adquisición, la aplicación en el trabajo y el hecho de compartir con los compañeros los conocimientos y habilidades que poseen.

—El sistema de recompensas debe estimular el trabajo en equipo y la aportación de ideas nuevas.

—Las evaluaciones, cuya finalidad es la mejora y no la búsqueda de culpables, deben medir, además de los resultados, aquellos comportamientos de los individuos orientados hacia la adquisición y transmisión de conocimientos y habilidades.

A: Ambiente o clima de trabajo:

Unos adecuados factores ambientales (humanos, físicos, técnicos y emocionales) que reconozcan, valoren y confíen en las capacidades de los empleados públicos y promuevan su implicación en los procesos de mejora, puede enriquecer en gran medida los resultados de las actividades de creación y transmisión del conocimiento. En esta línea, las condiciones "climáticas" propuestas por el Modelo THALEC como necesarias para convertirse en una organización capaz de aprender son las siguientes:

—El humanismo y el compañerismo.

—La preocupación por el logro de los objetivos marcados.

—El afán de superación constante y de perfeccionismo.

—El compromiso con la Unidad de Gestión y la implicación activa en sus actividades.

—La comodidad física (ruidos, espacios, iluminación, etc.) para el trabajo.

—La confrontación amistosa y constructiva de opiniones y pareceres.

—La no aceptación de los hábitos y las costumbres por comodidad.

—La asunción personal de responsabilidades por parte de todos.

—El trabajo en equipo.

L: Liderazgo:

El responsable jerárquico ha de ser una persona con capacidad para desarrollar un liderazgo intelectual y la suficiente voluntad de cambio como para concienciar al resto. La capacidad para motivar y transmitir confianza a sus colaboradores y su papel en la distribución de la información y asignación de cometidos, constituyen elementos indispensables en la figura del directivo público.

A modo de síntesis, las características que debe reunir, a propuesta del Modelo THALEC, el líder de una organización capaz de aprender son:

—Cuidar la comunicación en todas las direcciones: horizontal, ascendente y descendente.

—Comprometido con la organización y entusiasmado con su trabajo.

—Conoce, valora y aprovecha todo lo que saben sus colaboradores.

—Goza, en general, de buenas relaciones con todos.

—Preocupado constantemente por aprender y porque los demás aprendan.

—No se limita a dar órdenes, sino también delega autoridad y responsabilidad.

—Sólo así generará confianza, compromiso y responsabilidad de sus colaboradores.

—Favorece la autonomía en el desarrollo del trabajo.

—Arriesgado, que no tenga miedo a equivocarse y esté siempre dispuesto a experimentar, capaz de cuestionar lo establecido y de promover nuevas formas de pensar y hacer, abierto a lo nuevo, lo desconocido o lo diferente.

—Visionario, capaz de imaginar y anticiparse al futuro y de formular una visión atractiva y retadora para sus colaboradores.

—Creativo.

—Fomenta el trabajo en equipo y la formación de Comunidades de Práctica.

E: Estructura o Diseño Organizativo

Si lo que se persigue es un modelo de comportamiento participativo y de apoyo a las personas, se hace necesario una disminución de niveles organizativos y una mayor flexibilización de la estructura de la Unidad de Gestión. Otro aspecto también importante es el trabajo en equipo. Por tanto, a partir de las orientaciones del Modelo THALEC, el diseño organizativo de la Unidad de Gestión basada en el conocimiento se orienta hacia:

—Una estructura flexible y participativa que favorece la comunicación en todos los sentidos.

—La creación de equipos integrados por personal procedente de distintas partes de la organización.

C: Cultura organizacional:

Es necesario el desarrollo de una cultura que dé valor a la transmisión del conocimiento, concienciando al personal de que el verdadero poder no es la información sino la sinergia que produce el compartir el conocimiento útil que se posee. Habrá que diseñar sistemas de reconocimiento a la transmisión del conocimiento individual y a la configuración de un conocimiento colectivo.

Una cultura basada en valores como la confianza, transparencia, honestidad, participación, responsabilidad y tolerancia, que fomente el incremento e intercambio de los conocimientos de sus miembros, que otorgue fuerza a los compromisos individuales y que dé sentido a las actuaciones colectivas (trabajo en equipo).

Una Unidad de Gestión que pretenda ser capaz de aprender, según el Modelo THALEC, debe fomentar una cultura que integre, entre otros, los siguientes valores, creencias y normas de comportamiento:

<u>Valores compartidos por todos:</u>

—Se considera el cambio como algo natural y necesario.

—Preocupación constante porque los trabajadores adquieran nuevos conocimientos y habilidades.

—Apertura hacia el exterior.

—Franqueza y confianza.

<u>Normas de comportamiento:</u>

—Se trata a los empleados con justicia y sin distinciones.

—Se fomenta la colaboración y el trabajo en equipo.

—Se favorece el diálogo y la escucha de todas las opiniones.

—Se toleran los errores cometidos en la realización de las tareas y se aprovechan para aprender de cara al futuro.

—Se resuelven diferencias y conflictos evitando buscar culpables.

—Se alienta y facilita el intercambio de conocimientos.

—Se permite llevar la iniciativa en sus tareas a los trabajadores.

—Se fomenta la creatividad y la introducción de nuevas ideas.

—Evaluación y control de las actividades

La evaluación es el elemento fundamental de cualquier proceso que pretenda ser mejorado. Sin evaluación no es posible conocer el grado de cumplimiento de los objetivos fijados ni mejorar la calidad de los servicios prestados.

La evaluación debe ser un proceso dinámico, capaz de adaptarse a los cambios que imprima el avance de la Gestión Clínica como modelo de trabajo.

En este sentido, podrán revisarse y modificarse anualmente todos aquellos aspectos que contribuyan a evaluar a las Unidades de un modo más válido y fiable de acuerdo a su desarrollo.

Las herramientas empleadas en la evaluación deben ser elementos validados, fiables y adaptados a las necesidades de quien los utiliza.

<u>Herramientas de gestión para la evaluación:</u>

—Historia clínica.

—Informe de Alta.

—Cartera de servicios.

—Contrato-Programa.

—Decretos:

Decreto 209/2001 de 18 de septiembre, por el que se establece la garantía del plazo de respuesta quirúrgica en el SSPA.

Decreto 96/ 2004, de 9 de marzo, por el que se establece la garantía de plazo de respuesta en procesos asistenciales, primeras consultas de asistencia especializada y procedimientos diagnósticos en el SSPA.

—Acuerdos de Gestión Clínica.

Evaluación de la actividad asistencial

<u>Evaluación Cuantitativa:</u>

Indicadores asistenciales de Gestión que Proceden del Sistema de Información del Hospital:

—Conjunto Mínimo Básico de Datos (CMBD).

—Grupos Relacionados de Diagnóstico (GRD).

—Casuística.

<u>En Consultas:</u>

—Número de primeras consultas.

—Número de revisiones.

—Interconsultas.

—Ratio primera/ sucesivas.

<u>En el área Quirúrgica:</u>

—% de intervenciones programadas con ingresos.

—Intervenciones de CMA.

—% de intervenciones urgentes.

—Intervenciones programadas suspendidas.

—Rendimiento de quirófano.

En Urgencias:

—Presión de urgencias.

—% urgencias ingresadas.

—% ingresos en observación.

En Hospitalización:

—% de ingresos evitables.

—Estancias evitables.

—Estancia media (preoperatoria, para un GRD específico…)

—Estancia Media Esperada.

—Índice de Utilización de Estancias (IUE).

Evaluación cualitativa:

—Los indicadores procedentes del propio Hospital difícilmente permiten conocer si el trabajo de los profesionales y la actividad realizada alcanza los resultados esperables en el tratamiento de una patología concreta.

—Para ello, se implantará la realización de auditorías internas de resultados por parte de los propios miembros de la Unidad de forma periódica.

Evaluación de la Calidad percibida:

—Encuestas de satisfacción.

—Tasa de Reclamaciones.

Evaluación de la actividad docente

—Plan de Formación Continuada:

Lograr y mantener el reconocimiento oficial de la Acreditación del Plan de Formación es el mejor criterio para evaluar su calidad.

También se realizará una encuesta a las personas asistentes a las sesiones de formación al final de cada curso para mejorar la planificación del año siguiente.

—Formación MIR:

Se efectuará una entrevista estructurada de forma periódica a cada MIR para mejorar el Programa de Formación de forma continua.

Se realizará un registro de Oftalmólogos salidos del Programa, para conocer el grado de desarrollo profesional que logran los antiguos residentes y se les pedirá información sobre los aspectos de su formación MIR que consideran mejorables una vez que son especialistas y han trabajado como tales.

Evaluación de la Actividad Investigadora

—Número de publicaciones e impacto de las mismas.

—Ponencias en conferencias.

—Organización de Cursos y Sesiones.

—Proyectos de Investigación Financiados.

—Número de Ensayos Clínicos.

—Tesis Doctorales.

—Financiación obtenida para la Investigación en la Unidad.

Implantación de un baremo de evaluación de la investigación:

Es difícil comparar la actividad investigadora entre centros o del mismo centro en diferentes años, ya que son muchos los factores que deben ser tenidos en cuenta.

Por ejemplo: ¿Qué tiene más valor, la publicación de un libro o la lectura de una Tesis Doctoral?

Para tener un sistema de medida objetivo, el Grupo de Investigación de la Unidad elaborará e implantará un baremo de investigación en Oftalmología que permitirá conocer la evolución de esta actividad a lo largo del tiempo y compararla con la de otros centros.

Existen centros de Investigación Oftalmológicos en España que están implantando un sistema objetivo de evaluación de la actividad investigadora como el que se propone (IOBA; Universidad de Valladolid). El Grupo de Investigación podría adoptar alguno de estos baremos en caso de ser considerado idóneo para nuestro grupo de Investigación.

Evaluación de la Calidad

En el Plan de Calidad del SSPA "caminando hacia la Excelencia" la herramienta de rediseño organizativo está basada en el modelo "Fundación Europea para la Gestión de la Calidad" (EFQM) de Excelencia.

La idea fundamental de dicho modelo es proporcionar a las organizaciones una herramienta de mejora para la gestión de la Calidad que posibilita orientar la organización hacia el cliente. La herramienta no es normativa, respetando así las características de cada organización y la experiencia y su concepto fundamental es la autoevaluación.

La utilización sistemática y periódica del Modelo por parte del equipo directivo permite a éste el establecimiento de planes de mejora basados en hechos objetivos y la consecución de una visión común sobre las metas a alcanzar y las herramientas a utilizar. Esto no supone una contraposición a otros enfoques, como normativa ISO etc., sino más bien la integración de los mismos en un esquema más amplio y completo de gestión.

El modelo EFQM se apoya en el esquema general de la mejora continua para la mejora de los resultados y de los agentes facilitadores que los soportan. Este modelo de mejora continua se conoce como concepto REDER.

El Servicio de Oftalmología, a través de la Comisión de Calidad y Control de Calidad del Servicio implantará un sistema de control de Calidad siguiendo estos principios.

Para lograr una mejor coordinación con la Comisión de Calidad, se intentará que algún miembro de la Unidad de Oftalmología forme parte de la misma.

—Establecimiento de un plan de calidad y de mejora continuada

Andalucía comenzó hace una década a desarrollar una estrategia de calidad al haber sido considerada un elemento inherente a la propia concepción de servicio público y de sistema sanitario. Desde el principio, la calidad fue asumida como un valor imprescindible y una apuesta irrenunciable, que conllevaría, a largo plazo, un cambio cultural y estratégico en el seno de la organización sanitaria.

Bajo este prisma, las estrategias puestas en marcha en la sanidad pública andaluza en el año 2000 inauguraron un modelo estratégico, materializado en un I Plan, que entendía la calidad como un motor de profunda transformación de su sistema sanitario público, orientado fundamentalmente al **ciudadano**.

Con una clara vocación de continuidad y consolidación de las políticas de calidad y de las actuaciones desarrolladas con anterioridad, en 2005 se aprobó el II Plan de Calidad, esta vez desde una mirada focalizada en la **participación de los profesionales** y su desarrollo, en una búsqueda de equipos profesionales más cohesionados, responsables y comprometidos.

En 2010 quedó aprobada la estrategia de calidad contenida en el III Plan de Calidad 2010-2014 de la Consejería de Salud. Esta actualización del Plan se define en torno a tres escenarios:

—La Ciudadanía, y la posición que debe ocupar en un sistema sanitario que considera la participación, la autonomía en la toma de decisiones, la diversidad y la corresponsabilidad como valores que deben formar parte esencial nuestra organización y de nuestra sociedad en su conjunto.

—Los Profesionales, como elementos esenciales de las actuaciones en salud favoreciendo en el conjunto del sistema sanitario la generación de conocimiento, su transmisión, diseminación y aplicación, posibilitando un sistema de salud excelente que contribuya de forma aún más notable al desarrollo social y al crecimiento económico de Andalucía.

—El Espacio Compartido, donde se produce el encuentro entre pacientes y profesionales sanitarios, donde se originan las actuaciones clínicas a partir de la relación entre la persona con un problema de salud o una necesidad de atención y el equipo profesional.

Concepto de Calidad Asistencial

La calidad asistencial, consiste en utilizar los medios más adecuados para conseguir las máximas mejoras en la salud. Hoy día, la calidad se identifica con una actitud de mejora continua.

El marco normativo vigente define a las comisiones clínicas como los instrumentos alrededor de los cuales se articulan los programas de calidad en los hospitales. La actual tendencia descentralizadora en la gestión clínica, impone el desarrollo de programas de calidad asistencial en los distintos Servicios, que deben englobarse dentro del Plan de Calidad institucional.

Establecimiento de un Plan de Calidad

La puesta en marcha de un Plan de Calidad Asistencial en una Unidad de Gestión requiere el cumplimiento de los siguientes principios:

—El Jefe de la Unidad de Gestión debe ser su impulsor y responsable.

—Debe ser aceptado voluntariamente por los profesionales de la Unidad de Gestión.

—La Unidad de Gestión asumirá el papel de asesor de los órganos directivos del centro.

—El plan debe integrar todos los aspectos del proceso asistencial: práctica clínica, utilización de recursos y opinión del usuario.

Objetivos del Plan de Calidad

—Mejorar todas las competencias asistenciales propias de la Oftalmología, que incluye la asistencia clínica, la quirúrgica y todos los cuidados necesarios para promocionar la salud visual al paciente tanto médico, como quirúrgico, y en cualquier circunstancia (urgencias, consultas externas, quirófano etc.)

—Mejorar la docencia y formación de especialistas propios y de otras especialidades en el ámbito de nuestras competencias.

—Mejorar la investigación en todo lo que puede representar de interés en el marco de las competencias de la especialidad y de otras en las parcelas con interés común

—Facilitar el trabajo en equipo.

—Objetivar la práctica asistencial.

Análisis DAFO:

Debilidades:

—Escasa formación en Calidad de los profesionales de la Sanidad Pública.

—Muy baja consideración en cuanto a su utilidad práctica.

—Ausencia de recursos suficientes humanos y administrativos para su implantación.

—Muy baja implantación a todos los niveles (Comisiones Clínicas del Servicio.

Proyectos estratégicos de Calidad. Criterios de evaluación. Planes de mejora, etc.) en la mayoría de los Servicios y Unidades Clínicas.

Fortalezas:

—Existencia a nivel hospitalario de una cultura cada vez mayor en Calidad.

—Potenciación por parte de la Dirección del Hospital y del SAS de la cultura de la Calidad y dotación de más recursos.

—Plantilla médica, en los Hospitales públicos, capaz de asumir la "cultura de la Calidad" si es explicada satisfactoriamente.

—Profesionales competitivos que asumirán la calidad como elemento de progreso y reconocimiento.

Amenazas:

—La incapacidad de disponer de un Plan de Gestión basado en la medida y comparación, que permita la mejora continuada de los profesionales, de los usuarios y de la eficiencia del trabajo realizado.

—El no disponer de elementos objetivos de medida en cuanto a la eficacia y eficiencia del trabajo asistencial habitual.

—El no disponer de herramientas de mejora para el desempeño de cualquier puesto de trabajo.

—El no ser competitivo.

—El no cumplir con los objetivos institucionales y del Hospital.

Oportunidades:

—El apoyo incondicional de la Dirección de los Hospitales del SAS hacia temas de calidad.

—El apoyo de la Dirección Gerencia del AGS.

—La consideración cada vez mayor dentro del colectivo médico, de enfermería y personal Auxiliar, Administrativos y celadores que la Calidad proporciona herramientas fundamentales en la mejora del trabajo y de los profesionales.

Ejes estratégicos:

1) Crear cultura de Calidad:

Objetivo:

Introducir en los profesionales una nueva forma de ver la Calidad como herramienta útil para la mejora de los resultados desde el punto de vista de la práctica clínica, del grado de satisfacción de paciente y familiares, de la mejor utilización de los recursos, ayudando al mantenimiento del Sistema Sanitario, y del desarrollo profesional y personal de los implicados.

Líneas de actuación:

—Formación en Calidad de los miembros del Servicio.

—Colaboración con las Sociedades implicadas en Calidad, tanto en el ámbito sanitario, como en el empresarial en general.

Proyectos estratégicos:

—Organizar Cursos de Calidad para todos los miembros del Servicio.

—Asistir a cursos nacionales de Calidad.

—Acudir a cursos específicos de acreditación ISO, JCI y EFQM.

—Crear una Comisión de Calidad en la

Unidad y lograr que alguno de sus miembros pertenezca a la Comisión de Calidad del Hospital.

—Obtener una Certificación oficial para la Unidad de Oftalmología.

2) Gestión por Procesos:

Objetivos:

—Elaborar el Mapa de Procesos de la Unidad de Oftalmología.

Líneas de actuación:

—Determinar los diferentes Procesos que constituyen la práctica de la Oftalmología en el Hospital.

—Definir cada uno de los Procesos con todos sus elementos: Misión y alcance.

—Definición funcional. Expectativas de los involucrados en el Proceso.

—Flujograma. Desglose de actividades con sus Trámites. Fin del Proceso.

Proyectos estratégicos:

—Diseño e implantación del Proceso de Consultas de Subespecialidad de Oftalmología en las Consultas de Oftalmología General.

—Diseño e implantación del Proceso de Consultas subespecializadas en AGS.

—Diseño e implantación del Proceso de Cirugía ocular.

3) Incrementar la seguridad en la práctica clínica:

Objetivos:

—Establecer rutinas para mejorar la práctica clínica y hacerla más segura.

Líneas de actuación:

—Protocolos de actuación para prevenir complicaciones derivadas de la práctica clínica habitual.

—Diseño e implantación de Guías Clínicas.

—Documentos de Estándares y Recomendaciones de Unidades Asistenciales.

Proyectos estratégicos:

—Prevenir la infección posquirúrgica.

—Prevenir la cirugía en lugar erróneo (ojo contralateral).

—Prevenir los errores en la medicación.

—Asegurar la correcta aplicación del Consentimiento Informado.

—Proyecto "CHECKLIST" en quirófano.

—Documentos de Estándares y Recomendaciones en Cirugía Ocular.

4) Participación e implicación de los profesionales:

Objetivo:

—Conseguir una colaboración activa de todos los miembros de la Unidad en la consecución de la Excelencia.

Líneas de actuación:

—Establecer los elementos necesarios para la consecución de un "Pacto por Objetivos".

—Establecer "Grupos Específicos de Trabajo".

—Revisar el Plan de Formación.

—Favorecer la Investigación Clínica Aplicada.

Proyectos estratégicos:

—Reforzar la importancia del sistema de Pacto Anual por Objetivos (Contrato Programa).

—Crear una Comisión de Calidad y Control de Calidad.

—Adecuación de la prescripción de fármacos

Eje estratégico:

—El empleo adecuado y seguro de los fármacos con el fin de lograr la mejor atención a los pacientes, evitando el gasto económico innecesario.

Objetivos:

—Protocolizar el uso de fármacos en las circunstancias que lo requieran.

—Reducir los efectos adversos y mejorar la seguridad de los pacientes.

Líneas de actuación:

—Aprobar protocolos, consensuados por los miembros de la Unidad y con la Comisión de Farmacia del Hospital, para el empleo de fármacos que por cualquier circunstancia lo requieran.

—Realizar una evaluación, al menos anual, de los protocolos teniendo en cuenta la Evidencia científica.

—Evaluar los resultados obtenidos y los efectos adversos con el uso de los fármacos que requieren protocolización.

Proyectos estratégicos:

—Elaborar un protocolo, de obligado cumplimiento, para el uso de antiangiogénicos para el tratamiento de la DMAE y de la patología vascular de la retina. Este protocolo debe atenerse a la Evidencia Científica y a la Legislación Vigente.

—Creación de una consulta de alta resolución de Mácula (para el tratamiento de DMAE y el Edema Macular Diabético) en la que todos los médicos cumplan el mismo protocolo.

—Mantener actualizados los protocolos de profilaxis de la infección quirúrgica.

—Realizar un protocolo de prescripción de fármacos antiglaucomatosos.

—Auditar anualmente los resultados obtenidos con estos protocolos para proceder a su mejora.

—Realizar siempre una prescripción por principio activo para favorecer siempre que sea posible el uso de genéricos.

—Remitir a la Unidad de fármaco-vigilancia correspondiente los datos pertinentes en caso de efectos adversos a fármacos.

—Plan de participación ciudadana

La participación ciudadana consiste en la intervención activa y consciente de los ciudadanos en procesos organizados para la toma de decisiones en asuntos de interés público. Dicho con otras palabras, en nuestro entorno favorecemos la participación ciudadana cuando establecemos mecanismos para acercar el punto de vista de los ciudadanos a la toma de decisiones en asuntos sanitarios de interés público.

La participación ciudadana puede llevarse a cabo con un nivel variable de implicación, abarcando desde un nivel pasivo hasta una toma de decisiones completa por parte de los ciudadanos, pudiendo considerarse tres niveles de participación:

—**Pasivo:** actividades destinadas a informar y educar al paciente.

—**Consultivo**: consultar a los usuarios sobre determinados temas de interés.

—**Participativo**: implica un grado mayor de participación, los ciudadanos son agentes activos en el control y seguimiento de la actividad del hospital y participan en la toma de decisiones.

Como forma de hacer operativa esta participación en la Unidad de Gestión estableceremos los siguientes Ejes Estratégicos:

—Mejorar la información a pacientes y familiares.

—Implantar un sistema propio para recibir las sugerencias de los usuarios.

—Comisión de participación ciudadana

Mejorar la información a pacientes y familiares.

<u>Objetivos:</u>

—Mejorar la satisfacción del paciente y sus familiares con la información recibida.

—Mejorar la implicación del paciente en el cuidado de su salud a través de una mejor comprensión de su enfermedad.

<u>Líneas de actuación:</u>

—Dotar a los profesionales del tiempo necesario para la información al paciente y sus familiares.

—Implicar al personal de enfermería y auxiliar de enfermería en la información al paciente.

—Aportar una documentación escrita que mejore la información al paciente.

Proyectos estratégicos:

—Determinar un médico y un enfermero/a responsable del cuidado de cada paciente en consulta, quirófano, hospitalización…

—En consulta, dotar del tiempo suficiente para una correcta atención e información.

—Tras la cirugía, organizar un sistema para la información al paciente y a los familiares y para la explicación de los cuidados posquirúrgicos.

—Elaborar información escrita, sobre los procesos más habitualmente atendidos (glaucoma, DMAE, cataratas…) y sobre los cuidados posquirúrgicos en los procedimientos más frecuentes.

—Organizar un plan de formación al personal de enfermería, si fuera necesario, para que ejerza un papel importante en la información al paciente.

—Emitir los pertinentes informes de forma puntual y estandarizada.

—Utilizar la página Web del Hospital para proporcionar información sobre las enfermedades oculares más relevantes.

Implantar un sistema propio para recibir las sugerencias de los usuarios.

Objetivo:

—Obtener información directa sobre el grado de satisfacción de los pacientes con la atención recibida y sus propuestas de mejora de la misma.

Líneas de actuación:

—Potenciar la relación de la Unidad de Oftalmología con las Asociaciones de Pacientes.

—Establecer un sistema de recogida de opiniones y sugerencias de los usuarios del Servicio.

Proyectos estratégicos:

—Ofrecer charlas divulgativas de forma periódica a las Asociaciones de Pacientes o a cualquier institución pública o privada que pueda estar interesada.

—Recibir en la Unidad al menos una vez al año a los representantes de las Asociaciones de Pacientes para que transmitan sus impresiones y sugerencias sobre el funcionamiento de la misma.

—Elaborar una encuesta de satisfacción para ser recogida al final de las consultas.

—Instalar un buzón de sugerencias en las salas de espera y otro virtual en la página Web del Hospital.

Comisión de participación ciudadana:

En seguimiento de las líneas estratégicas del III Plan Andaluz de Salud y el III Plan de Calidad de la Consejería de Salud 2010-2014, se continuarán realizando las actividades propias de la Comisión de participación ciudadana en la Unidad de Gestión Clínica de Oftalmología.

Objetivos generales de esta Comisión:

—Ofrecer información de interés a las entidades de la zona y a la población en general de las características y evolución de la Unidad de Gestión Clínica.

—Fomentar nuevos canales de participación de la ciudadanía.

—Elaborar propuestas para la toma de decisiones en la Unidad de Gestión Clínica.

—Desarrollar líneas de colaboración entre asociaciones y entidades de la zona con la Unidad de Gestión Clínica.

Propuestas para promover la participación ciudadana:

—Realizar actividades de sensibilización a la población general y a colectivos específicos.

—Establecer líneas de colaboración con municipios, servicios de atención y promoción de la salud y con la ciudadanía organizada.

—Desarrollar mecanismos legales orientados expresamente a impulsar y apoyar la participación ciudadana en salud.

—Establecer una metodología participativa para la elaboración e implantación de los programas, proyectos y actividades que tengan como objetivo general la mejora de la salud comunitaria.

El liderazgo del grupo, propuestas para construir y fortalecer equipos

Para orientar una Unidad de Gestión Clínica hacia sus metas y objetivos, se requiere la presencia de una persona que proponga la estrategia organizativa, un líder, y que como consecuencia de ello, se logre asegurar un beneficio social al conjunto de la población.

El director de la Unidad de Gestión Clínica requerirá contar con las habilidades y las competencias que le permita ser líder y que le lleve a la consecución de las metas planteadas.

Los elementos que sustentan la dirección estratégica dependen de las cualidades que tenga cada profesional para que la forma de enfrentarse al liderazgo produzca los cambios requeridos por la organización. Los profesionales que se enfrentan a esta tarea deben tener presente como elemento constante e independiente a sus antecedentes académicos, la necesidad que existe en mantener un acercamiento constante y permanente con la gestión de las personas, que permita potenciar al capital humano que está liderando.

Los líderes deben esforzarse en lograr entender cuál es el comportamiento de las personas dentro de las organizaciones.

La formación académica no está relacionada estrechamente con las cualidades de un líder y éste a su vez puede hacer uso de distintos estilos, aunque más bien su estilo será fiel reflejo de su personalidad:

Autocrático: Toma la decisión y luego la anuncia.

Persuasivo: Vende la decisión.

Creativo: Presenta ideas e invita a hacer preguntas.

Sugestivo: Presenta decisión, tentativa sujeta a cambios.

Consultivo: Presenta problemas, consigue sugerencias y toma la decisión.

Sumativo: Define los límites en términos de coste y tiempo, e invita al grupo a tomar la decisión.

Delegador: Permite participar a subordinados dentro de los límites fijados por la dirección.

Liderar es construir y fortalecer equipos

De las 5 funciones de la gestión, la función de **dirigir** es la que más directamente concierne a la gestión de los recursos humanos, al liderazgo y a la construcción y fortalecimiento de los equipos.

Todo lo que ocurre en los equipos que trabajan en una Unidad Clínica está estrechamente ligado a la influencia de la función directiva y del liderazgo. Pero esta influencia sobre el funcionamiento, los resultados, la eficacia y la eficiencia de una Unidad de Gestión Clínica no es unidireccional, sino que es una influencia compartida y recíproca.

Las personas que trabajan en la Unidad quieren influir en aquellos asuntos que les conciernen y a menudo lo hacen a partir de necesidades, expectativas y demandas diferentes a las que tienen los directivos de la Unidad. Ello puede conducir a discrepancias, cuestionamientos y rechazos de la función directiva, e incluso a luchas por el poder que la función directiva ha de gestionar.

La Unidad de Gestión Clínica es un escenario en el que desempeñan sus funciones un equipo de profesionales y los directivos. En la calidad de las prestaciones clínicas de la Unidad intervienen las competencias profesionales, el modo en que se produce la interdependencia en el equipo y el modo en que se despliega la función directiva y su capacidad de influencia en el clima laboral de ese equipo.

Características de un equipo:

—Un pequeño número de personas interdependientes.

—Comprometidas con una misión común y con significado, con creencias, valores y normas de conducta compartidos.

—Con conocimientos, habilidades, competencias y perspectivas diferentes y complementarias.

—Comprometidas con objetivos específicos de rendimiento y de resultados, y motivadas para lograrlos a través de acciones y tareas responsables y cooperativas.

—Comprometidas con un enfoque o método de actuación.

—De todo lo cual se consideran mutuamente responsables.

—En procesos y experiencias compartidas de comunicación, de apoyo, de aprendizaje, de cambio y de mejora continua.

—Que contribuyen al desarrollo del equipo y de sus miembros.

—Con un sentido de pertenencia renovado cada día.

—Con capacidad de influencia en el entorno interno y externo de la organización.

Clima laboral:

La influencia de la función directiva y del liderazgo juega un papel cardinal en la creación en la vida del equipo de la Unidad de un clima laboral que repercutirá en el bienestar de las personas que trabajan en él.

La función directiva debe cuidar especialmente dos aspectos de la vida del equipo:

<u>Justicia en el trabajo</u>

Se considera indicador de justicia en el trabajo el que el empleado crea que su supervisor toma en consideración sus puntos de vista, comparte con él información en relación con la toma de decisiones y le trata con imparcialidad y de manera veraz. La experiencia de un alto nivel de justicia en el trabajo ha sido relacionada con un aumento en la motivación y en la cooperación y una disminución de los niveles de estrés, de emociones negativas y de bajas por enfermedad. Por otra parte, un alto nivel de justicia en el trabajo se relaciona con una menor tensión laboral y con un mayor equilibrio esfuerzo-refuerzo.

Desequilibrio esfuerzo-refuerzo

El desequilibrio entre los altos esfuerzos invertidos en la tarea y la baja recompensa recibida como resultado, en forma de dinero, reconocimiento y aprobación social, seguridad laboral y oportunidades de carrera profesional se relaciona con un aumento de la tensión laboral y de riesgo para la salud.

Productividad y participación en el equipo

Productividad y participación son dos dimensiones de la vida del equipo de la Unidad que se pueden ver afectadas también por la influencia de la función directiva y del liderazgo.

Productividad:

—La productividad de un equipo es superior a la productividad individual cuando cada miembro del equipo hace su contribución específica.

—En los procesos y problemas que implican una serie de pasos, los equipos tienen la ventaja de que un paso en falso puede ser detectado y corregido por otros miembros del equipo y por la función directiva antes de seguir adelante en una dirección equivocada.

—Cuando la tarea es de tal naturaleza, que los conocimientos y habilidades de los miembros del equipo se pueden aunar para contribuir al producto, el rendimiento del equipo será superior al rendimiento de un individuo dedicado por entero a la tarea.

—La productividad de un equipo será tanto mayor, cuanto mayor sea su cohesión.

—Cuando la alta productividad no es recompensada o, por el contrario, acarrea inconvenientes tales como asignación de más trabajo, es probable que la productividad disminuya.

—Cuando el objetivo del equipo es alcanzar el consenso en una decisión o en la solución de un conflicto, cuanto más cohesivo es el equipo, más esfuerzos hace para lograr el acuerdo.

—La productividad es mayor cuando el equipo sabe qué hay que hacer y cómo hay que hacerlo.

—La productividad del equipo en la solución de un problema es mayor si utiliza procedimientos ordenados de solución de problemas.

—La productividad está positivamente asociada con la participación del equipo en la toma de decisiones y con el interés mostrado por las personas que desempeñan funciones directivas.

—Cuando un equipo hace frente a un cambio en los métodos de trabajo o en los estilos de intervención, la productividad posterior a la incorporación del cambio es mayor en equipos que han participado en la discusión acerca de cómo debía hacerse el cambio, que en equipos que sólo han sido informados de que el cambio se iba a introducir.

Participación:

—Cuando los miembros del equipo participan, es probable que se sientan mejor dentro del equipo, se involucren más en la obtención de los objetivos del mismo y se interesen más por sus éxitos.

—La puesta en práctica de una decisión probablemente será mejor si las personas del equipo han participado en el proceso de decisión.

—La participación proporciona percepción de control sobre los acontecimientos que afectan al equipo y sobre los resultados de sus programas y acciones.

—Con la participación, se reduce la incertidumbre.

—La participación es una oportunidad para conocer mejor al propio equipo y para aprender a hacer contribuciones útiles.

—Es una oportunidad para satisfacer las necesidades de autoestima, de aceptación social y de desarrollo profesional.

—Favorece la apertura de canales de comunicación y hace decrecer los rumores y las percepciones interpersonales deformadas

La comunicación interpersonal en la construcción y fortalecimiento del equipo

El desarrollo de la mayor parte de la tarea directiva y del liderazgo y de los intentos de influencia sobre las personas del equipo de la Unidad Clínica acontece en escenarios y situaciones de naturaleza interpersonal y mediante actos comunicativos. Por ello, la comunicación es una de las competencias directivas más importantes, y las estrategias de gestión de la comunicación interna dentro del equipo tienen una importancia cardinal en el desarrollo directivo y en la construcción y fortalecimiento del equipo de la Unidad.

Un aspecto importante del proceso de comunicación que se produce en un equipo es la permeabilidad que los interlocutores muestran hacia los mensajes de los demás. Las personas del equipo pueden ser permeables a los mensajes y a la influencia de los directivos o, por el contrario, ser impermeables. Lograr la permeabilidad de las personas del equipo es uno de los retos que tiene la función directiva.

Competencias y habilidades para construir equipo

A continuación, se exponen algunas competencias y habilidades básicas de comunicación con las que los responsables de la Unidad pueden desplegar su tarea directiva y su liderazgo en la construcción y fortalecimiento del equipo.

Clarificar los objetivos

En cualquier situación de comunicación, es importante definir de manera clara los objetivos comunicativos: por qué y para qué comunico estos mensajes y no otros, en qué dirección quiero ir y quiero influir, hacia dónde quiero moverme, hacia dónde quiero que se muevan las personas de la Unidad, a dónde quiero llegar al comunicarme. Estos objetivos han de ser formulados de manera clara, específica y concreta.

Preparar el momento y el lugar

Conviene plantearse el lugar y momento adecuado para comunicarse, teniendo en cuenta el asunto sobre el que quiero comunicar, teniendo encuenta la persona con la que me quiero comunicar. En muchas ocasiones, será necesario formalizar un escenario a propósito para crear un clima cálido y de confianza y seguridad. En muchas ocasiones, será necesario dedicar un tiempo a propósito para la comunicación.

Escuchar atenta y activamente para fortalecer al equipo

Los directivos de la Unidad son "centros neurálgicos" que gestionan gran cantidad de información y de conocimiento. Por eso, es muy importante la competencia directiva para escuchar atenta y activamente, en conjunción con la competencia para preguntar y comunicar información. La competencia para escuchar tiene varios componentes:

—Disposición psicológica favorable, tratando de situarme en el punto de vista de quien me habla y de identificar el significado que tiene para él/ella lo que me comunica y cuánto le importa, aun cuando no necesariamente lo comparta.

—Observo y calibro el comportamiento de mi interlocutor.

—Con lenguaje no verbal elocuente, que dice mucho de la consideración que tengo por quien me habla.

—Con las palabras adecuadas.

—Trato de identificar puntos de interés común y aspectos que comparto en lo que están comunicando.

Cada persona del equipo quiere ser tomada en consideración en su singularidad y diferencia. De eso dependen en buena medida su autoimagen y su autoestima. Cuando escucho, tomo en consideración sus necesidades, expectativas, y experiencias diferentes, con formas de percibir, pensar, sentir y actuar diferentes, su historia personal diferente, su punto de vista, su perspectiva, su deseo de influir y decidir en aquellos asuntos que les afectan dentro del equipo.

Escuchar es comunicar acuerdo

Escuchar supone, aún en las situaciones de divergencia y de conflicto, prestar atención y consideración positiva a todos aquellos aspectos que tenemos en común, que tienen importancia para ambos y que podemos compartir con las personas del equipo de la Unidad. Ello comporta mostrar acuerdo con ellas, en lugar de mostrar desacuerdo en un primer momento con aquellos otros aspectos de los que podemos disentir.

El valor del acuerdo

El acuerdo no reconoce y legitima tan sólo las razones, opiniones o contenido argumental de nuestro interlocutor, sino también su deseo de que sus opiniones sean tomadas en consideración y el papel que quiere desempeñar en la relación interpersonal y en la vida del equipo.

Los grados del acuerdo

Acuerdo parcial: reconocimiento de que al otro le asisten razones y motivos para decir lo que dice, sin que lo tengamos que hacer necesariamente nuestro.

Acuerdo total: manifestación de que estamos completamente de acuerdo.

Fortalecer al equipo comunicando Feedback

Comunicar feedback es comunicar información relevante acerca de cómo van las cosas y del impacto que el comportamiento y el desempeño de las personas de la Unidad están teniendo en la vida del equipo y de la organización y en el logro de los objetivos y criterios que se han propuesto en las estrategias y funciones de la Unidad. Esto supone potenciar los aspectos del comportamiento y del desempeño que están en la dirección adecuada y sugerir hacer cambios, reajustes y mejoras en aquellos aspectos que no lo están.

¿Qué se pretende comunicando Feedback?

—Potenciar los aspectos del comportamiento que están en la dirección adecuada.

—Sugerir hacer cambios, reajustes y mejoras en aquellos otros que no lo están.

—Ayudar a cambiar o a mejorar una tarea, un producto, un desempeño, un servicio, una manera de comunicarse.

—Fortalecer a quien lo recibe y motivarlo para el aprendizaje, el cambio y la mejora.

¿Qué NO se pretende comunicando Feedback?

—Tratar de impresionar a quien lo recibe mostrando la capacidad de "agudo observador" de quien lo comunica.

—Mostrar lo "torpe o poco competente" que es quien lo recibe.

—Hacer juicios de valor sobre la personalidad o el carácter de quien lo recibe, o imputaciones sobre las supuestas "causas ocultas" del comportamiento al que nos referimos.

—Reforzar la sumisión.

Propuestas de integración Intercentros

La administración óptima de una Unidad de Gestión Clínica Intercentros supone un reto que hay que afrontar con el convencimiento de que el resultado será un aumento del potencial de todas sus líneas de actuación, en una sustancial mejora para el ciudadano y en un crecimiento de todos sus integrantes como profesionales y como personas.

Será necesario implicar a todos sus profesionales en dicha tarea, participando en la elaboración de propuestas y en la valoración de las mismas tutelados por el equipo directivo.

Se consideran dos áreas fundamentales: la integración funcional y la integración estructural, que en algunos de sus aspectos estarán necesariamente relacionadas.

A continuación expongo una primera aproximación personal a lo que puede ser la profundización en la coordinación intercentros.

Integración funcional

Se trata de realizar un proceso de integración funcional de los dos Servicios de Oftalmología actuales: Servicio de Oftalmología del Hospital Punta Europa y Servicio de Oftalmología del Hospital La Línea , con objeto de mejorar todas las competencias propias de una Unidad de Gestión Clínica Intercentros de Oftalmología.

<u>Objetivos de la integración funcional:</u>

—Corregir las carencias del modelo actual

—Facilitar el flujo de recursos entre las instituciones

—Lograr la eficiencia en el uso de la infraestructura y demás activos

—Crear incentivos basados en el desempeño profesional

—Alcanzar la adherencia a estándares de calidad y seguridad de la atención médica.

Integración por áreas de competencias

Atención de urgencias

El Servicio de Oftalmología del Hospital Punta Europa atiende una consulta de urgencias las 24 horas, con un MIR de guardia presencial algunos días del mes y un FEA de guardia localizada en horario desde las 15h. Hasta las 8h. Del día siguiente; desde las 8h. Hasta las 15h. es atendida igualmente por un FEA de Oftalmología en su jornada ordinaria.

El Servicio de Oftalmología del Hospital La Línea atiende una consulta de urgencias de 24 horas, con un FEA de Oftalmología presencial desde las 8 a las 15 en su jornada ordinaria. Y un FEA de Oftalmología localizado desde las 15 a las 8 del día siguiente.

<u>Proyectos estratégicos:</u>

—Unificar protocolos terapéuticos.

—Unificar criterios de derivación:

Al Médico de Atención Primaria

A la Consulta de Oftalmología General del Hospital Punta Europa y La Línea

A las Subunidades de Oftalmología especializada:

—Atender a todos los pacientes filiados en Admisión de Urgencias del AGS del Campo de Gibraltar.

—Facilitar al paciente el Informe de alta.

Oftalmología General

Proyectos estratégicos:

—Unificar protocolos diagnósticos y terapéuticos.

—Unificar criterios de derivación:

Al Médico de Atención Primaria

A las Subunidades de Oftalmología especializada

—Potenciar el Acto único:

Exploraciones especiales: Campimetría, Paquimetría, Queratometría,OCT...

Terapias susceptibles de ser aplicadas en consulta: Laser YAG,

Oftalmología Especializada

—Determinar un responsable de cada Subespecialidad.

—Determinar el número de profesionales para cada Subespecialidad:

En las subespecialidades con alto número de facultativos puede ser beneficioso mantener dos unidades, una en cada Hospital.

—Unificar protocolos diagnósticos y terapéuticos.

—Unificar criterios de derivación:

Al Médico de Familia

A la Consulta de Oftalmología general

Actividad Quirúrgica

—Unificar protocolos administrativos.

—Unificar soporte documental.

—Unificar criterios de realización de un "parte tipo"

—Unificar con el Servicio de Anestesia los protocolos de la realización de la Preanestesia y la presencia de un anestesista en quirófano de Cirugía Mayor Ambulatoria. Todo consensuado con la Dirección del AGS.

—Unificar los criterios para la realización de Cirugía Mayor Ambulatoria.

Integración estructural

Se trata de realizar un proceso de integración estructural de los dos Servicios de Oftalmología actuales con objeto de mejorar todas las competencias propias de la Unidad de Gestión Clínica Intercentros de Oftalmología.

La actual dispersión de los Servicios de Oftalmología de la UGC hace muy difícil la relación laboral entre sus miembros, si ahora realizamos la integración funcional sin actuar sobre la localización estructural aumentamos la dispersión física, por lo que es necesario realizar una reorganización estructural.

Objetivos de la integración estructural

—Corregir las carencias del modelo actual.

—Facilitar la relación laboral:

Sesiones clínicas, reuniones de trabajo...

—Facilitar el flujo de recursos entre los dos Hospitales.

—Lograr la eficiencia en el uso de la infraestructura y demás activos.

—Crear incentivos basados en el desempeño profesional.

—Alcanzar la adherencia a estándares de calidad y seguridad de la atención médica.

Integración estructural por áreas de competencias

Atención de Urgencias

Respetar la localización actual de ambas

Ventajas:

—Mayor cercanía del centro hospitalario a la población.

—Respeta las relaciones profesionales establecidas con otros profesionales:

Anestesia, Área de Observación, Policlínica...

—Evita el exceso de aglomeración que supondría el elevado volumen de pacientes que acuden diariamente al Servicio de Urgencias.

—No afecta a la actividad asistencial cotidiana de la Unidad.

—Respeta la rutina cotidiana de los profesionales en cuanto a desplazamiento y entorno laboral.

Inconvenientes:

—Ninguno

Oftalmología General

Mantener consultas de Oftalmología General en ambos Hospitales

Ventajas:

—Respeta la rutina cotidiana de los profesionales en cuanto a desplazamiento y entorno laboral.

—Proximidad de los pacientes al centro médico en más del 90% de la Patología Oftalmológica.

—Evita sobrecarga asistencial en el Servicio de Oftalmología Punta Europa

Inconvenientes:

—Ninguno

Oftalmología Especializada

Mantener las Consultas Subespecializadas en el Hospital Punta Europa y valoración implantación de algunas Consultas Subespecializadas en el Hospital La Línea

Ventajas:

—Concentrar los pacientes con patología más grave en Consultas Subespecializadas, para favorecer una mejor atención médica.

—Al abrir algunas consultas subespecializas en el Hospital La Línea se acerca al paciente al centro médico

Inconvenientes:

—Sobrecarga del Servicio de Oftalmología de La Línea, que deja poco margen para abrir Consultas Subespecializadas

—Vinculación de cada médico a un Hospital en concreto, que desaconseja la movilidad intercentros. En la actualidad existe una sobrecarga en el Servicio de Oftalmología de La Línea, que dificulta el cumplimiento de los objetivos de la UGC.

Actividad Quirúrgica

En ambos Hospitales:

—Cirugía de Cataratas.

—Cirugía del Glaucoma.

—Cirugía menor e inyecciones intravítreas.

—Cirugía de Urgencia (excepto vitrectomías en un segundo tiempo).

En el Hospital Punta Europa:

—Vitrectomías.

—Cirugía tratamiento Desprendimientos de Retina que no precisen vitrectomía.

—Cirugía de Estrabismo.

—Cirugía de Transplante de Córnea.

—Cirugía de Vías Lacrimales.

En el Hospital La Línea:

—Cirugía de párpados.

Toda actividad quirúrgica que no sea posible realizar en la UGC de Oftalmología del Campo de Gibraltar será remitida al Hospital de Referencia del AGS del Campo de Gibraltar después de ser valorado el paciente en la Consulta de la Subespecialidad correspondiente, habiéndose descartado por el facultativo la posibilidad de ser intervenido en la UGC.

Prevención de Riesgos Laborales

Prevención de Riesgos Laborales:

En la Ley 31/ 1995 de 8 de noviembre sobre la Prevención de Riesgos.

Laborales se determina que "la prevención de riesgos laborales deberá integrarse en el sistema general de gestión de la empresa, tanto en el conjunto de sus actividades como en todos los niveles jerárquicos de ésta, a través de la implantación y aplicación de un plan de prevención de riesgos laborales".

La Ley 31/1995 define "Son responsables de la Prevención de Riesgos Laborales tanto la Organización como todos los trabajadores de la misma siendo cada uno de ellos objeto y sujeto de la prevención de riesgos" y en este sentido regula el conjunto de derechos y obligaciones de los trabajadores correlativos al derecho básico de su protección:

Derechos:

—Recibir información sobre los riesgos de su puesto, medidas de protección y prevención aplicable y planes de emergencia.

—Recibir información en materia preventiva.

—Formular propuestas a los empresarios y/o delegados de prevención para mejorar la salud y seguridad.

—Participar a través de los delegados de prevención.

—Vigilar periódicamente su estado de salud.

—Ser protegidos en caso de tener sensibilidad especial.

<u>Obligaciones:</u>

—Velar por su propia seguridad y la de sus compañeros/as.

—Usar y utilizar adecuadamente los equipos de trabajo y equipos de protección.

—No poner fuera de funcionamiento los dispositivos de seguridad existentes y utilizarlos correctamente.

—Informar de inmediato situaciones de riesgo.

—Cooperar para garantizar la seguridad en el trabajo.

—Hacer caso siempre de las señales y respetar las normas generales de seguridad y los procedimientos escritos de trabajo.

En cumplimiento de esta ley, se han creado los Servicios de Prevención de Riesgos Laborales para el personal al servicio de la Administración de la Junta de Andalucía (Decreto 117/2000).

El SAS, para este fin, se divide en una serie de demarcaciones geográficas llamadas **Áreas de Prevención de Riesgos Laborales**. En cada una de ellas, se ha constituido una **Unidad de Prevención de Riesgos Laborales** integrada por una serie de medios materiales y humanos suficientes para el desempeño de su función. Estas unidades y servicios están a disposición del trabajador en el centro que desempeña su labor.

Para el control y coordinación de este sistema, el SAS ha constituido un órgano de gestión denominado **Unidad de Coordinación de Prevención de Riesgos Laborales** que depende de la Dirección General de Personal y Desarrollo.

Además, la Ley 31/1995 aprueba la integración de la prevención en el sistema general de la empresa, a través de la implantación y la aplicación de un **Plan de prevención de riesgos laborales**, para cuya elaboración es preciso la evaluación de los riesgos y la planificación de la actividad preventiva.

Plan de prevención: se desarrolla en tres fases:

—Fase preparatoria: recopilación de información y estudio.

—Diseño del sistema de prevención.

—Fase operativa o de aplicación.

—Fase de mantenimiento o continuidad: control periódico y seguimiento.

Funciones de los Mandos Intermedios:

—Elaborar y transmitir los procedimientos e instrucciones referentes a los trabajos que se realicen en su área de competencia.

—Velar por el cumplimiento de los procedimientos e instrucciones de los trabajadores a su cargo.

—Informar a los trabajadores de los riesgos existentes en los lugares de trabajo y de las medidas preventivas y de protección a adoptar.

—Analizar los trabajos que se llevan a cabo en su área detectando posibles riesgos.

—Planificar y organizar los trabajos de su ámbito de responsabilidad.

—Vigilar con especial atención aquellas situaciones críticas que puedan surgir, ya sea en la realización de nuevas tareas o en las ya existentes, para adoptar medidas correctoras inmediatas.

—Investigar todos los accidentes ocurridos en su área de trabajo, de acuerdo al procedimiento establecido.

—Formar a las personas que trabajan a su cargo para la realización segura y correcta de las tareas que tengan asignadas.

—Aplicar, en la medida de sus posibilidades, las medidas preventivas y sugerencias de mejora que propongan las personas que trabajan a su cargo de acuerdo con lo que indica la Unidad de Prevención de Riesgos Laborales.

—Transmitir a los trabajadores interés por sus condiciones de trabajo.

—Aplicar en plazo las medidas preventivas acordadas en su ámbito de actuación.

Plan de Prevención de Riesgos Laborales en la Unidad de Gestión de Oftalmología:

Se pretende lograr la total seguridad de todos los profesionales de la Unidad y reducir completamente los accidentes de trabajo.

Eje estratégico:

—Crear una cultura de Prevención de Riesgos laborales en toda la plantilla que contribuya a reducir al mínimo los accidentes laborales.

Objetivo:

—Coordinación con la Unidad de Prevención de Riesgos Laborales del AGS en todo lo referente a esta materia.

—Concienciación de todos los profesionales en lo referente a su propia salud, seguridad y la de sus compañeros.

Líneas de actuación:

—Evaluar los potenciales riesgos para la salud de los trabajadores de LA UGC.

—Comparar estos riesgos con los reconocidos por la Unidad de Prevención del AGS.

—Actualizar, si es preciso, el plan de Prevención específico para nuestro trabajo.

—Involucrar a los trabajadores en esta actividad y lograr el cumplimiento del Plan.

Proyectos estratégicos:

—Realizar una reunión anual (o más frecuente si es preciso) entre los mandos intermedios de la Unidad y los miembros de la Unidad de Prevención de Riesgos Laborales del AGS.

—Organizar una sesión anual dentro del Plan de Formación Continuada del Servicio en la que se informe a todo el personal sobre la prevención de riesgos laborales en nuestra actividad.

—Instar a toda la plantilla a realizar los cursos on line de Prevención de Riesgos Laborales del SAS, que procedan en nuestro ámbito de actuación.

—Informar a todos los trabajadores de los procedimientos que deben seguir para prevenir nuevos riesgos que detecten en su trabajo.

—Facilitar la libre asistencia a la consulta de Vigilancia de la Salud con la periodicidad que sea requerida a cada trabajador/a.

El Plan de Prevención de Riesgos Laborales en la Unidad de Gestión Clínica de Oftalmología incluirá:

Relación de los trabajadores que prestan sus servicios en la Unidad y su categoría profesional Evaluación de los riesgos laborales de los lugares de trabajo de la Unidad:

—Área de consultas externas

—Área de consulta de urgencias

—Área de actividad quirúrgica

Evaluación de los riesgos laborales según categoría profesional:

—Evaluación de riesgos realizada con la aplicación informática Winsehtra, que utiliza el método simplificado del INSHT.

—Relación de puestos de trabajo evaluados:

FEA de Oftalmología

D.U.E. Consulta
D.U.E de quirófano
Auxiliar de enfermería de consulta
Auxiliar administrativo de consulta

Resumen acciones preventivas individuales

Medidas y acciones generales	***Responsable***
—Corrección deficiencias de seguridad del centro	Dirección AGS.
—Información riesgos del puesto y centro de trabajo	Cargos intermedios UPRL.
—Formación riesgos biológicos y medidas preventivas	Unidad de Prevención.
—Formación riesgos físicos y medidas preventivas	Unidad de Prevención.
—Formación riesgos químicos y medidas preventivas	Unidad de Prevención.
—Formación riesgos PVD y medidas preventivas	Unidad de Prevención.
—Formación riesgos de seguridad y medidas contraincendios	Unidad de Prevención.
—Formación riesgos manejo manual de cargas y medidas preventivas	Unidad de Prevención.
—Oferta de vacunas: rubeola, sarampión, etc., a personal femenino	Cargos intermedios en edad fértil.
—Oferta formal vacuna VHB a no inmunes	Cargos intermedios.
—Vigilancia de la salud de todos los trabajadores. Reconocimiento inicial	Medicina Preventiva.
—Prohibición a gestantes y en período de lactancia trabajo a turnos, nocturno y actividades o puestos con exposiciones potenciales a agentes biológicos tipos 3 y 4.	Dirección AGSS.
—Investigación y diagnóstico precoz en los casos de accidentes de trabajo (AT) e incidentes biológicos.	Unidad de Prevención.

Bibliografía

Marco legal

—III Plan Andaluz de Salud 2.003-2.008. Consejería de Salud de la Junta de Andalucía.

—Plan de Calidad del SSPA 2010-2014. Consejería de Salud de la Junta de Andalucía.

—Actividad asistencial en Atención Especializada. Andalucía 2.004. Ed: Servicio Servicio Andaluz de Salud. ISBN: 84-8486-097-3. Sevilla, 2.005.

—Cartera de Servicios de Asistencia Especializada 2.004. Servicio Andaluz de Salud, 2.004. Ed: Servicio Andaluz de Salud. ISBN: 84-8486-121-X. Sevilla, 2.004.

—Conjunto mínimo Básico de datos al alta hospitalaria 2.002. Ed: Servicio Andaluz de Salud. ISBN: 84-8486-012-. Sevilla, 2.003.

—Contrato Programa de los Hospitales del Servicio Andaluz de Salud 2.005-2.008). Ed: Servicio Andaluz de Salud. ISBN: 84-8486-125-2. Sevilla, 2.005.

—Decreto 317/1996, de 2 de julio, por el que se establece la estructura orgánica básica de la Consejería de Salud y del Servicio Andaluz de Salud. BOJA núm. 77 de 6-7-96.

—Decreto 128/1997, de 6 de mayo, por el que se regula la libre elección de Médico Especialista y de Hospital en el Sistema Sanitario Público de Andalucía. BOJA núm. 60 de 24-5-97.

—Ley 41/2002, de 14 de noviembre, básica reguladora de la autonomía del paciente y de derechos y obligaciones en materia de información y documentación clínica. BOE núm. 274, 15 de noviembre de 2002, p. 40126-40132.

—Ley 16/2003, de 28 de mayo, de cohesión y calidad del Sistema Nacional de Salud. BOE núm. 128, 29 de mayo de 2003, p. 20567-20588.

—Manual de instrucciones del Conjunto Mínimo Básico de Datos al alta hospitalaria. Ed: Servicio Andaluz de Salud. ISBN: 0. Sevilla, 2002.

—Plan de Calidad. Nuevas estrategias para la sanidad andaluza. Ed: Consejería de Salud. Junta de Andalucía. Dep Legal: SE-3263-2000.

GESTION CLINICA

—Asenjo MA. El hospital como empresa. Med Clin (Barc) 1991; 96: 780-783.

—Bonfill X, Marzo M. Guías de práctica clínica: tenerlas, que sean de calidad y que salgan del armario. Med Clin (Barc) 2003; 120: 496-497.

—Brugulat P, Séculí E, Medina A, et al. Encuesta de salud de Cataluña. Percepción de la salud, utilización y satisfacción con los servicios asistenciales desde la perspectiva de los ciudadanos. Med Clin (Barc) 2.003; 121 (Supl 1): 122-127.

—Casas M. GRD. Una guía práctica para médicos. Cuadernos de gestión clínica. Ed Iasist. Barcelona, 1995.

—Del Llano J, Millán J. Etica y gestión sanitaria. Med Clin (Barc) 2002; 118: 337-338.

—Proceso asistencial integrado catarata. Ed: Consejería de Salud. ISBN: 84-8486-067-5. Sevilla, 2.002.

—Guía de diseño y mejora continua de procesos asistenciales. Ed: Consejería de Salud. ISBN: 84-8486-024-8. Sevilla, 2001.

—Guía farmacoterapéutica de hospital 2.002. Actualización septiembre, 2003.

Ed: Servicio Andaluz de Salud. ISBN: 84-8486-071-X. Sevilla, 2002.

—Júdez J, Nicolás P, Delgado MT, Hernando P, Zarco J, Granollers S. La confidencialidad en la práctica clínica: historia clínica y gestión de la información. Med Clin (Barc) 2002; 118: 18-37.

—Matesanz R. Gestión clínica: ¿por qué y para qué? Med Clin (Barc) 2001; 117:222-226.

—Monrás P. La gerenciocracia, el corporativismo y la cultura participativa en las organizaciones sanitarias. Med Clin (Barc) 1996; 106:63-65.

—Ordóñez A, Duque A. El liderazgo en un servicio médico. Med Clin (Barc) 1996; 106:782-783.

—Ortún V. Clínica y Gestión. Med Clin (Barc) 1995; 104: 298-300.

—Soto J. Medicina basada en la evidencia: una inevitable realidad para el siglo

XXI. Med Clin (Barc) 1999; 113:655-657.

—Varo J. Del control de calidad a la calidad total. Med Clin (Barc) 1995; 104: 461-462.

—Zambrana JL, Jiménez B, Marín M, Almazán S. La consulta única o de alta resolución como una alternativa de eficiencia a las consultas externas hospitalarias tradicionales. Med Clin (Barc) 2002; 118:302-305.

Participación ciudadana

—Análisis de la Situación de Salud de Asturias (2009). Dirección General de Salud Pública y Participación.

—Documento de discusión sobre un modelo de participación comunitaria en el Sistema Nacional de Salud del Estado Español. Documento Septiembre 2005. Juan Luis Ruiz-Giménez.

—IUHPE. La evidencia de la eficacia de la promoción de salud. Configurando la Salud Pública en una Nueva Europa. Madrid: Ministerio Sanidad y Consumo; 2000.

Made in the USA
Coppell, TX
05 November 2026

11314459R00057